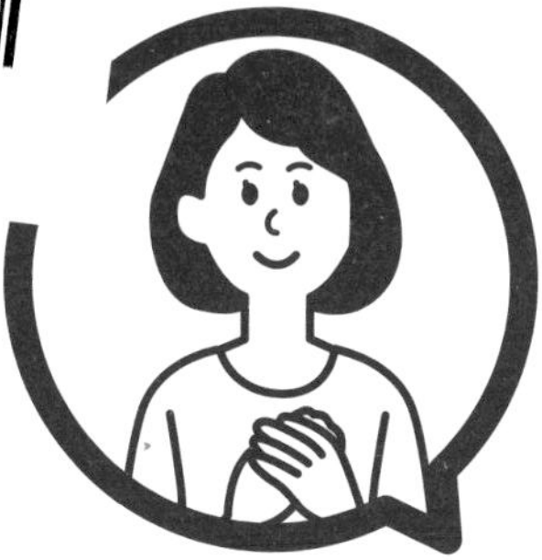

從40歲開始準備的更年期教科書

「東京人氣婦產科醫師」教你從飲食、睡眠、瑜伽運動，到中西醫荷爾蒙補充療法，全方位自我照護，告別停經不適、肥胖、骨鬆、三高、女性癌症、自律神經失調的人生大轉換路線圖

婦產科醫師
高尾美穗

常常生活文創

前言

大家好，我是婦產科醫師——高尾美穗。

我是女性健康綜合診所的副院長，因此每天都有門診諮詢。雖然我的專長項目是卵巢和子宮腫瘤，不過診所提供的治療範圍廣泛，包含月經問題、子宮肌瘤、更年期護理、不孕症，以及荷爾蒙失調導致的女性憂鬱症等諸多症狀。

秉持著「希望讓所有女性過得幸福」的想法，我立志成爲一名婦產科醫師。

女性和男性不同，因為前者的荷爾蒙劇烈變化會持續影響一生。

從初經來潮開始，女性每個月都有生理期的煩惱。倘若懷孕則要承擔養育體內胎兒的重責大任，產後女性荷爾蒙會大幅減少至幾乎爲零，並且於哺乳期間中斷分泌。

進入更年期時，女性荷爾蒙的分泌量會產生高低起伏並且逐漸減少，同時因為荷爾蒙失調而感到不安。

男性雖然也有荷爾蒙的變化，但不是快速劇烈地變動。此外，女性扮演著妻子和母親等不同角色，每個人生階段的改變都充滿挑戰性。

「日本的總人口數爲一億二千萬人，其中女性佔六千萬人。如果能讓一半的日本人幸福就太好了！」

我秉持著這個想法在大學附設醫院工作，接觸各類病患讓我領悟到身爲醫師的重要使命。

由於是大學附設醫院的婦產科，自然不分晝夜都有孕婦生產，也會有癌症等重症病患前來看診。每天我都會面臨到許多冷酷無情的現實，例如「懷孕時發現罹患子宮頸癌，只能忍痛放棄胎兒」、「忽視異常出血的症狀，結果導致卵巢癌惡化」、「妻子在約30歲時罹患乳癌，留下還是小學生的孩子就過世了」等等。身爲醫師也經常會有「要是能及早治療的話」、「婦科疾病的資訊如果能更普及的話……」這種無力感。

大約8年前，我心想「與其在大學附設醫院等待患者前來，不如將更好的醫療資訊提供給社會大眾」，之後我便轉換到女性專門診所擔任醫師。如今抱持著「從等待變成主動」的心情，我從婦產科醫師、運動醫學醫師、企業的職業醫學醫師、瑜珈老師等不同角色來切入女性健康。

此外，除了門診治療，我還提供「醫療、瑜珈、運動」三方面的資訊，讓女性可以提前獲得相關知識，安心地迎接熟齡人生。

這次我以「更年期」爲主題撰寫此書，希望將必要的資訊確實地傳達給有需要的讀者。

女性荷爾蒙是守護女性健康的關鍵。

當卵巢功能停止，女性荷爾蒙幾乎不再分泌就是停經，停經前後的10年期間即為更年期。

事實上，更年期的主題在過去20年一直備受關注。在第二次世界大戰前，諸多因素導致許多女性在停經前便走向生命終點。

如今，日本女性的平均壽命超過87歲，可以說是百歲人生的時代。然而，卵巢的功能只有在10－50歲之間的40年可以運作，這一點從古至今未曾改變。換言之，**女性停經後有將近50年的歲月必須在無法受惠於女性荷爾蒙的情況下生活。**

如果提前知道在更年期後罹患生活習慣病、骨質疏鬆症、癌症、憂鬱症等風險，並且採取適當措施，應該就可以健康地度過往後的人生。如今即便是有更年期煩惱的人，也可以找到對應的治療方式。過去面臨不適症狀，只能感嘆「沒辦法，因爲是更年期」的時代已經不復存在。

本書將回答「停經有什麼徵兆？」、「哪些不適症狀會持續多久？」、「停經後就不再是女人嗎？」、「女性荷爾蒙可以補充嗎？」等問題，淺顯易懂地說明成功度過停經前後數十年的技巧。

請各位試著將書中介紹的飲食、運動、自我保健技巧和醫療資訊融入生活，即便只有一項也好。身爲一名作家，如果能夠藉由此機會讓各位替未來做準備，我會感到十分欣喜。

第1章 停經前想要知道的事情！【更年期A to Z】

第2章 更年期不適的自我保健【飲食和睡眠的調整方式】

第3章 調節自律神經，鍛鍊骨盆底肌【舒緩放鬆瑜珈】

第4章

適當尋求婦產科協助的方法【荷爾蒙補充療法和中醫療法】

第5章 保護自己遠離常見疾病【女性癌症和生活習慣病】

第6章 改變人生！停經後的準備方式【後更年期的生活技巧】……209

邁入 40 歲是女性人生的重大轉變期。尤其是 45 歲以後，當女性荷爾蒙分泌量急劇減少，經常會出現許多令人煩惱的不適症狀。在這個百歲人生的年代，讓我們來認識健康生活的秘訣。

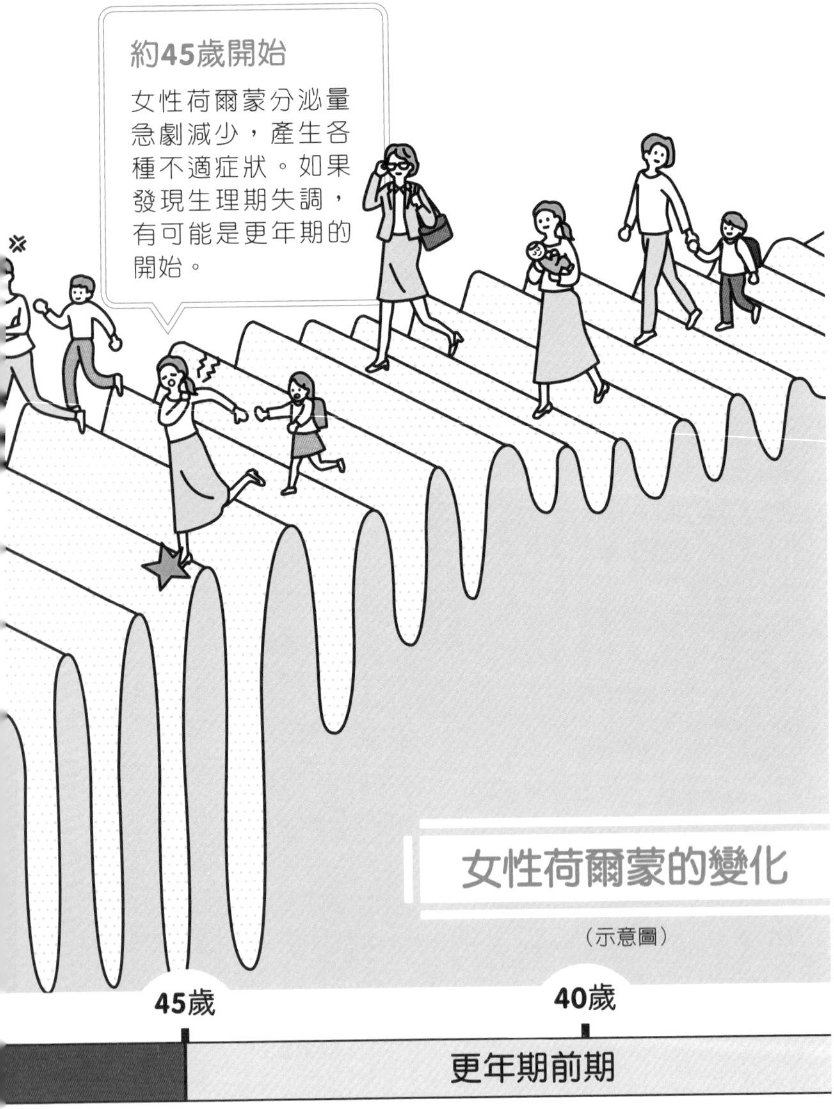
約45歲開始
女性荷爾蒙分泌量急劇減少，產生各種不適症狀。如果發現生理期失調，有可能是更年期的開始。
女性荷爾蒙的變化
（示意圖）
45歲
40歲
更年期前期

停經前後的生活

停經前後地圖

50歲前後

許多人在50歲迎來停經。在這前後2年期間，身體因為無法適應女性荷爾蒙驟減，導致不適症狀達到高峰。

約55歲開始

脫離女性荷爾蒙失調狀態的同時，骨量減少和罹患生活習慣病的風險將提升。重要的是瞭解下個階段的變化並且擬定對策！

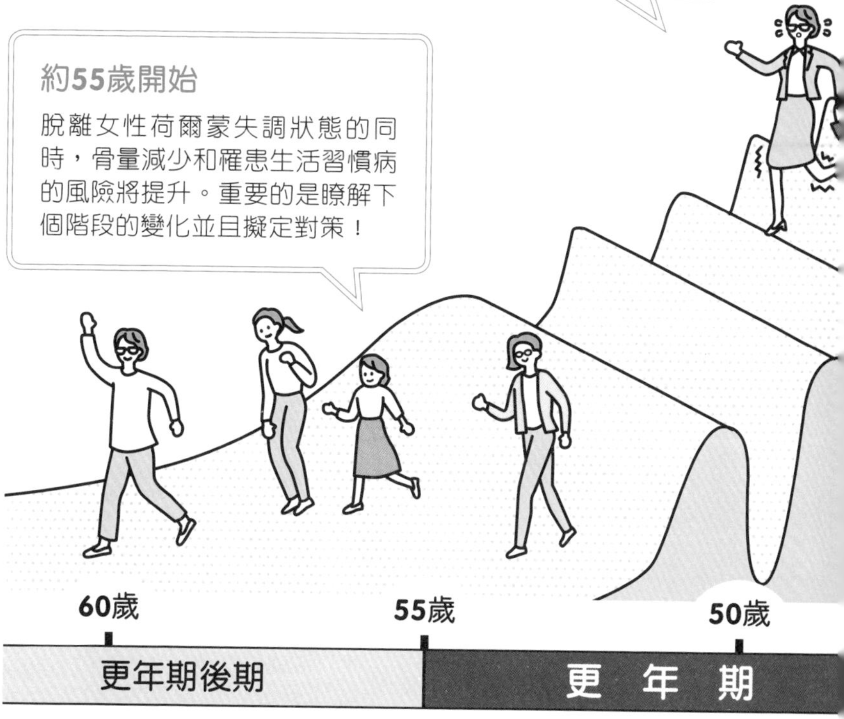

更年期由於卵巢功能下降會出現各種症狀。讓我們來正確地瞭解更年期產生的身體變化和造成不適的原因吧！

□ 失眠

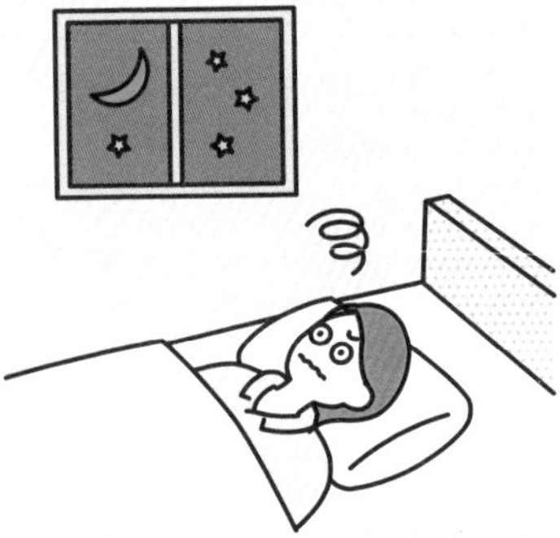

□ 關節疼痛
□ 手指僵硬
□ 腰痛

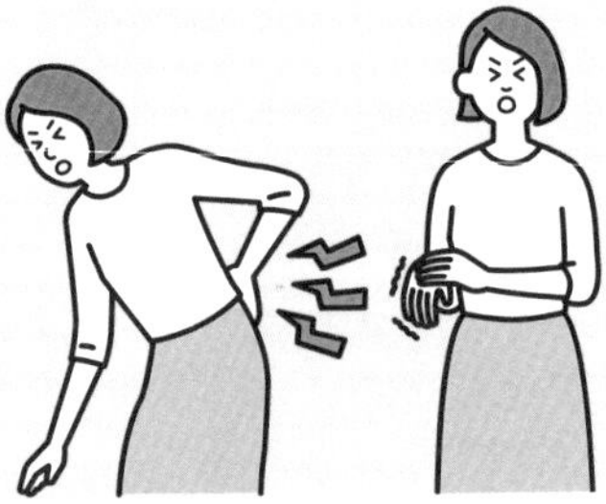

□ 斑點 □ 皺紋
□ 白髮 □ 禿頭

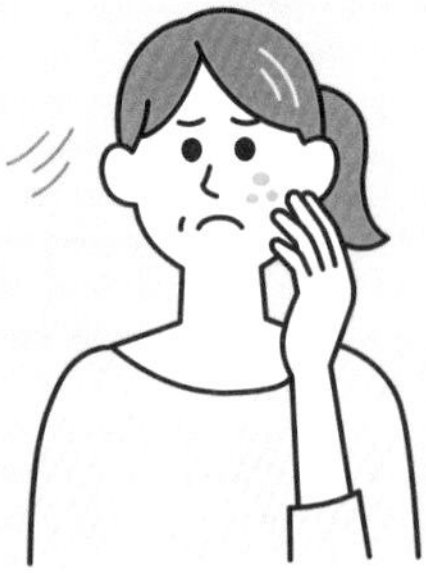

□ 漏尿、頻尿等小便問題

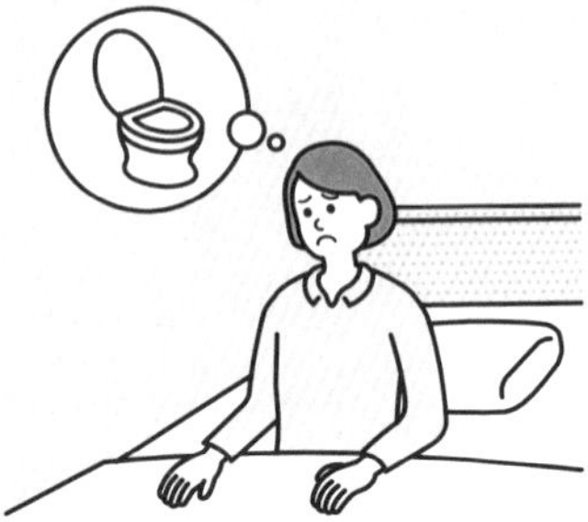

前往
第1章

步驟1

下列症狀將迅速出現！

讓我們來認識更年期的主要煩惱吧！

□ 盜汗
□ 熱潮紅

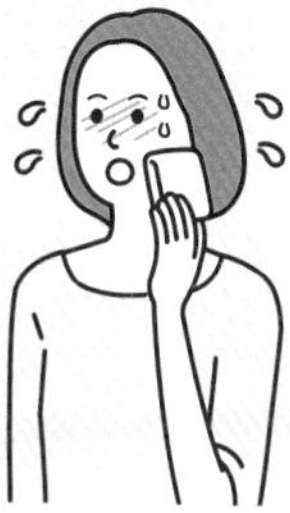

□ 頭痛 □ 肩膀僵硬
□ 頸部僵硬

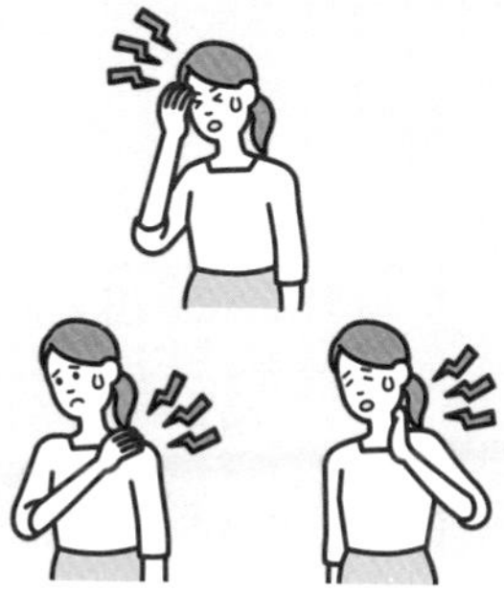

□ 焦躁
□ 易怒

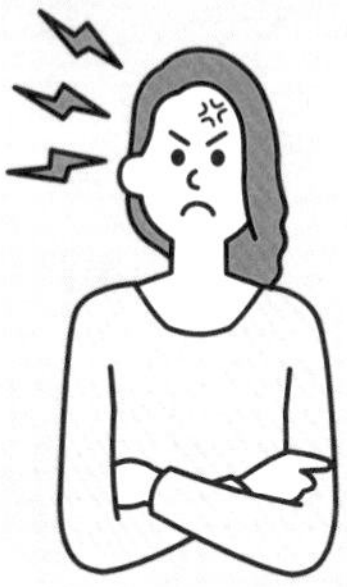

□ 憂鬱
□ 情緒低落

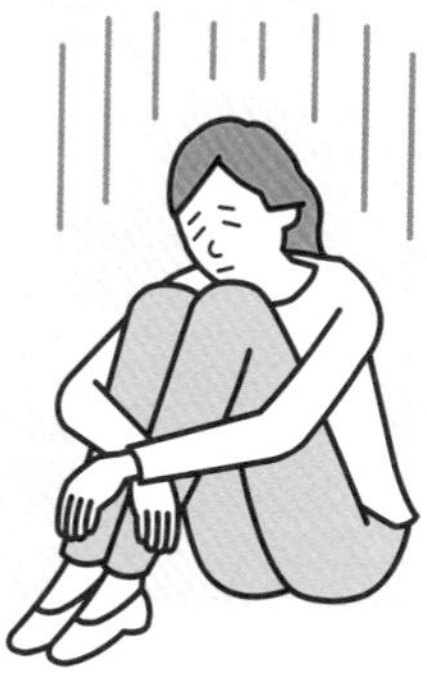

調整日常生活方式可以改善更年期的各種不適。以均衡飲食為基礎，保持優良的睡眠品質。

透過優質睡眠
調整自律神經

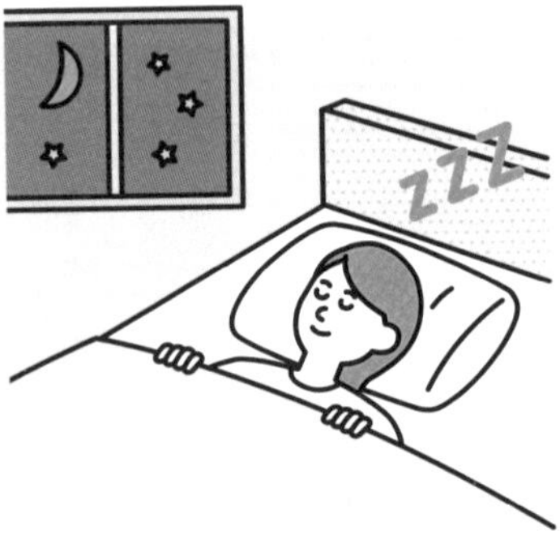

適度運動對於健康管理至關重要。將瑜伽和健走融入日常生活，有助於調整自律神經與鍛鍊骨盆底肌群。

透過健走
促進血液循環

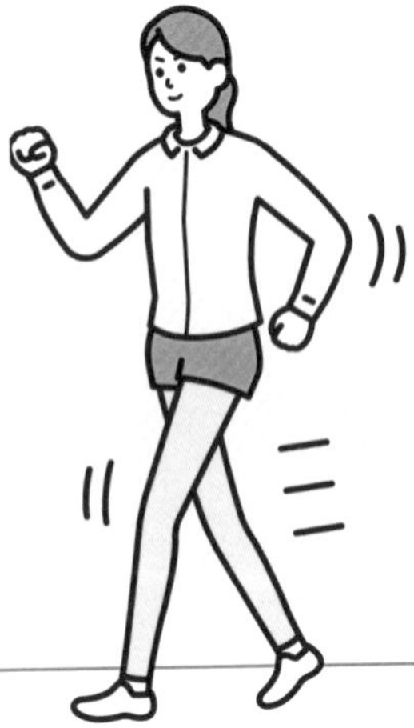

前往第2章

步驟 2

舒適地度過更年期的自我保健

飲食和睡眠

均衡攝取
富含蛋白質和
纖維的飲食

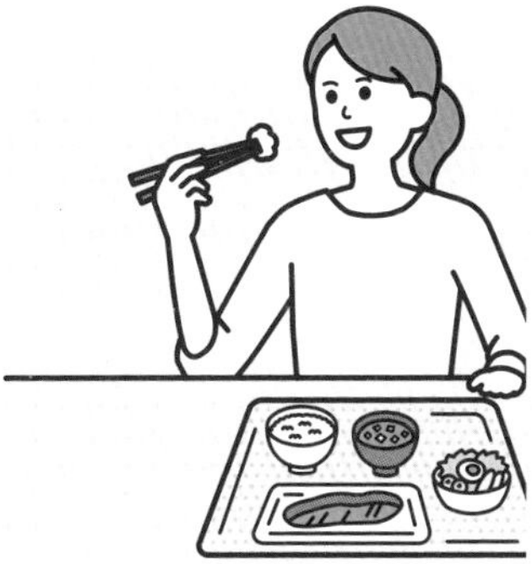

前往第3章

步驟 3

果然很重要！

透過運動調整身心狀態

每日5分鐘的
「舒緩瑜珈」

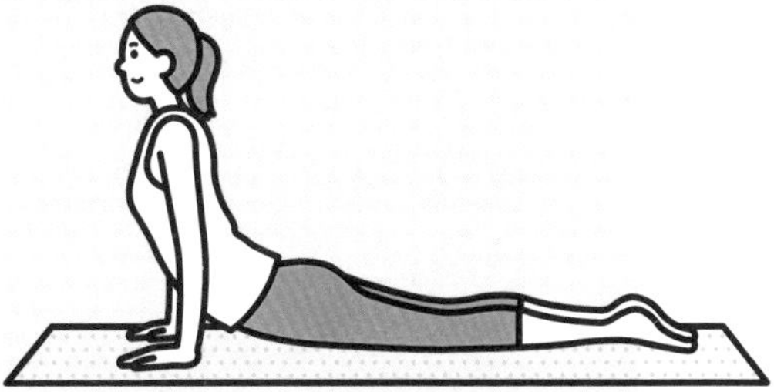

在調整生活方式的同時，如果有嚴重不適請不要忍耐，可以尋求婦產科協助。可以接受荷爾蒙補充療法或中醫治療。

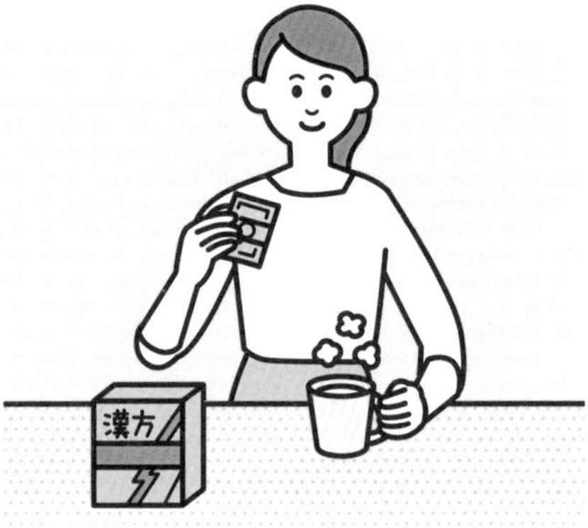

中醫可以改善
諸多更年期症狀

停經後罹患骨質疏鬆症、生活習慣病、癌症等風險會增加。書中將解釋更年期後如何擁有舒適的熟齡人生。

- □ 以規律的生活為基礎
- □ 預防癌症和生活習慣病
- □ 定期接受健康檢查
- □ 積極活動身體
- □ 保持心情樂觀

前往第4章

步驟 4

嚴重不適請到醫院治療！

婦產科的更年期治療

主要治療方式為
「荷爾蒙補充療法」

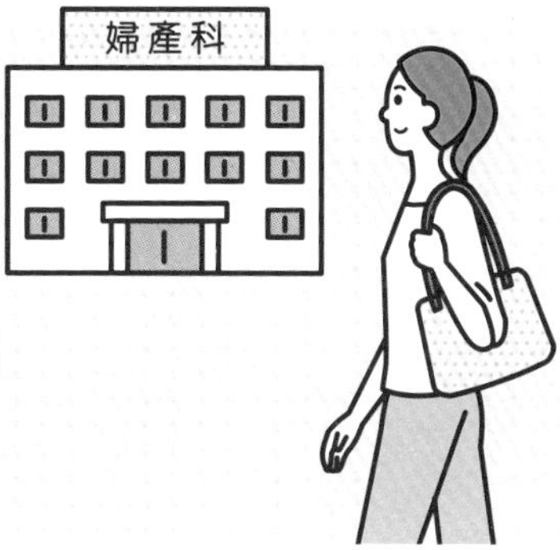

前往第5章、第6章

步驟 5

保護自己遠離常見疾病

迎接更年期後期的準備方式

接受身心變化，
邁入下個階段

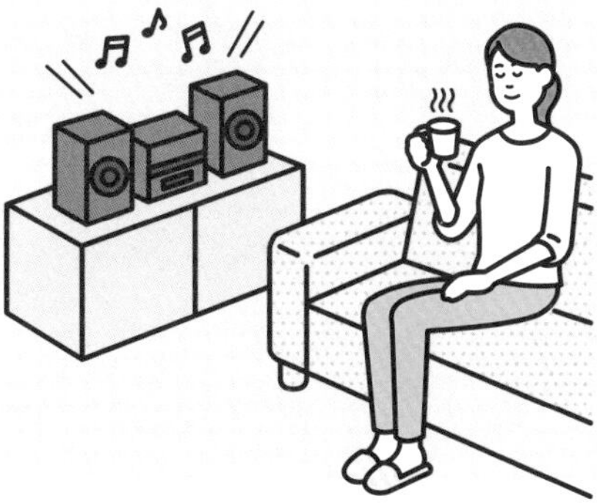

第 1 章

停經前
想要知道的事情！

更年期 A to Z

如果認為「會不會是更年期？」

認識更年期、更年期症狀、更年期障礙和停經的不同

輕鬆克服女性荷爾蒙的急遽變化與波動

「雌激素」是一種由卵巢分泌的女性荷爾蒙，對於女性的人生影響甚鉅。這種荷爾蒙在女性的人生中，只有約40年的有限期間會被分泌。

當卵巢在10幾歲時成熟，雌激素的分泌量會突然大增，導致初經來潮。雖然雌激素分泌的高峰期介於20–35歲之間，然而女性在這段成熟期將同時面臨到升學、戀愛、就業、結婚、分娩和育兒等人生重大變化。

35歲以後雌激素的分泌量逐漸減少，從45歲開始到更年期會急遽驟降，**停經前的分泌量非常波動，停經後的數值則持續低於男性**。

隨著雌激素分泌量的改變，女性的身心狀態也會產生變化。

「更年期」是指停經前後的10年期間

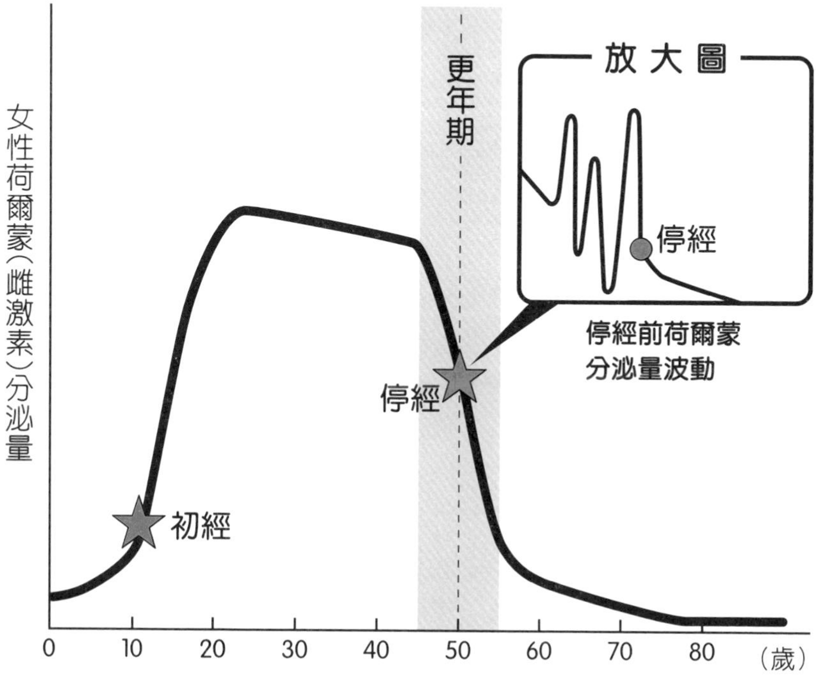

當卵巢功能不佳時，女性荷爾蒙的分泌量會降低，同時身體開始出現各種不適症狀。更年期是指從荷爾蒙分泌量開始減少的停經前 5 年，直到維持低分泌量狀態的停經後 5 年為止。

「更年期」、「更年期症狀」、「更年期障礙」和「停經」這些術語很相似，但是含義不同。接下來讓我們來認識正確的定義吧！

◇更年期

更年期是指停經前後5年，總共10年的這段期間。**可以理解成從有雌激素分泌到沒有雌激素分泌的狀態**。

由於日本女性停經的平均年齡爲50．54歲，若以50歲停經來計算，更年期則介於45–55歲。凡是女性都會迎來更年期。那些表示「我沒有更年期」的人，也許是指接下來要說明的「沒有更年期障礙」的意思。

◇更年期症狀、更年期障礙

更年期由於雌激素分泌量持續波動並且逐漸減少，女性的身體很可能出現各種不適。這些症狀統稱爲「更年期症狀」，**包含俗稱為「熱潮紅」的異常出汗、盜汗、焦慮、不安、失眠、手腳冰冷等**。出現上述症狀的女性佔六成，其餘四成的女性在更年期只有感覺到月經週期失調和停經的變化。

在出現更年期症狀的女性當中，只有低於三成的人會產生嚴重不適，如果不接受治療會導致生活困難，這種情形則稱作「更年期障礙」。

◇停經

意指月經完全停止的狀態。**倘若「12個月都沒有月經」即可視為停經**。舉例來說，如果最後的月經在去年11月來潮，直到今年11月都沒有月經，便可以說「在去年11月停經」。

如果這段期間有月經來潮，就要重新觀察接下來12個月是否有月經。通常最晚到了56歲便會停經。**停經的年齡因人而異，如果不觀察停經年齡，便無法得知更年期從什麼時候開始**。

事實上，也有人在40–45歲時停經，這種情況下更年期會在35–40歲之間開始。

當卵巢的功能因停經而終止，相較於從前由卵巢分泌雌激素的時期，女性的身體將無法再受到雌激素保護。

順帶一提，針對未滿40歲、持續1年以上沒有月經的情況稱爲「早發性停經」。然而相同條件若發生在45歲以前，則視爲停經。因爲接受癌症治療或是移除子宮、卵巢而停經的狀況稱爲「人工停經」。

更年期的徵兆

40歲以後出現這些症狀便是更年期的開始

開始感覺到月經失調、疲倦和老化

各位如果從停經的時間往回推算，即可判斷更年期從什麼時候開始。換言之，**除非出現停經現象，否則很難知道更年期從什麼時候開始**。因此即便尚未停經，年過40歲便要做好準備，思考「是否已經進入更年期？」、「也許這是更年期的不適症狀？」，這點非常重要。

月經週期混亂是進入更年期最明顯的徵兆。過去規律的經期可能延遲數個月、下次月經持續長達半個月、經血量比以前多或少、經期縮短或延長等，情況因人而異。

此外，還會出現肩膀僵硬、腰痛、失眠、焦慮、憂鬱、熱潮紅、發冷等廣泛症狀，個體差異極大是其特點。

更年期的 主要不適症狀和停經年齡

令人煩惱的症狀

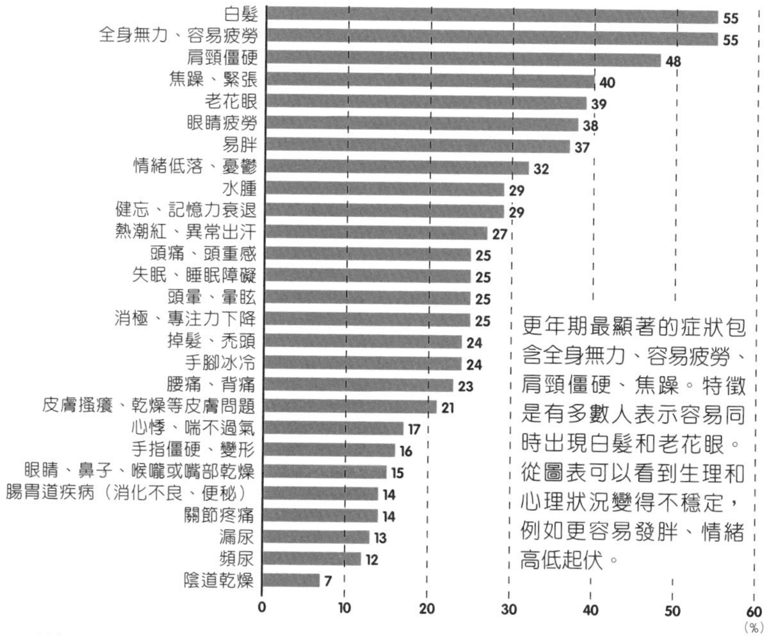

更年期最顯著的症狀包含全身無力、容易疲勞、肩頸僵硬、焦躁。特徵是有多數人表示容易同時出現白髮和老花眼。從圖表可以看到生理和心理狀況變得不穩定，例如更容易發胖、情緒高低起伏。

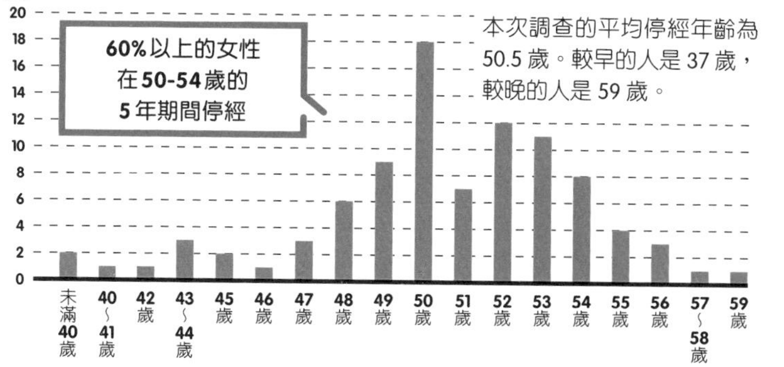

本次調查的平均停經年齡為50.5歲。較早的人是37歲，較晚的人是59歲。

※ 此表格根據《有益身體的事》（からだにいいこと・世界文化社）書籍中「關於更年期的調查」製作而成。（調查時間2021年6月／回覆人數278位，其中有93位停經）

更年期症狀可以大致區分爲表現在身體與心理的症狀。身體的症狀容易和白髮、老花眼、掉髮、禿頭等老化症狀同時出現。最常見的包含熱潮紅和盜汗，例如臉部突然變得很熱、不停流汗。如同後續將詳細說明，**這是由於女性荷爾蒙失調，導致自律神經控制出現問題，影響到血管收縮與擴張的能力**。

此外，也有不少人患有焦躁、緊張、情緒憂鬱等不穩定的心理狀態。這些症狀更容易在所謂的更年期出現。

女性在40多歲時正處於人生的成熟期，並且已經累積某種程度的經驗。在這個人生的轉折點，無論是面對婚姻、育兒和工作等都得全力以赴。

面臨這樣的人生轉折，外在環境自然也會隨之改變。舉例來說，雖然辛苦地撐過育兒階段，但是孩子進入叛逆的青春期、成年的孩子因工作或結婚而獨立、回到夫妻的兩人生活等重大的家庭關係變化。

或者是單身的女性雖然事業穩定發展，但是由於體力衰退，無法像從前那般奮鬥。也有人因爲轉換跑道或工作調動而需要重新適應環境。

加上現代社會晚婚、晚育的現象，40幾歲生育的情況不算少見。雖然更年期導致體力衰退，不少女性卻需要全力專注於育兒工作。

某些情況會讓人產生失落感，例如隨著年齡增長，發生性關係的頻率降低，感覺自己在伴侶眼中不再是女人等。

簡單來說，**這段身體產生變化、外在環境也容易改變的時期，正是引發更年期症狀的主要因素**。

即便這些不適症狀是由年齡增長所引起，目前有各種對應的治療方式。

從下個章節開始，我將介紹生活習慣的養成、自我保健和婦產科治療等具體方法。

順帶一提，在與許多女性交談後，我感覺到太多女性都過於努力。這種爲了家人、父母、自己以外的人認眞地奮鬥、不惜犧牲自我的女性，更年期症狀往往會更嚴重。

更年期是讓自己回顧人生、檢查身體與人際關係狀態的盤點時期。一起仔細地面對與呵護自己的身體吧！

什麼是女性荷爾蒙？

兩種女性荷爾蒙的絕佳合作關係

聽從大腦指令分泌的雌激素和黃體素

女性荷爾蒙有兩種，分別為「雌激素」（Estrogen，又稱動情素）和「黃體素」（Progesterone，又稱助孕素）。兩者的原料都是膽固醇，並且由卵巢分泌。

大腦的下視丘會命令卵巢分泌女性荷爾蒙。下視丘就像是大型指揮中心，除了分泌荷爾蒙，還會影響自律神經系統和免疫系統的作用，使身體無意識地保持在舒適狀態。

位於下視丘下方的腦下垂體則會接受下視丘的指令分泌促性腺激素。促性腺激素有「濾泡刺激素」（follicle-stimulating hormone，FSH）和「黃體成長激素」（luteinizing hormone，LH）兩種。這些促性腺激素經由血液運送至卵巢，進而刺激卵巢分泌雌激素和黃體素。

女性的身體由兩種女性荷爾蒙所控制

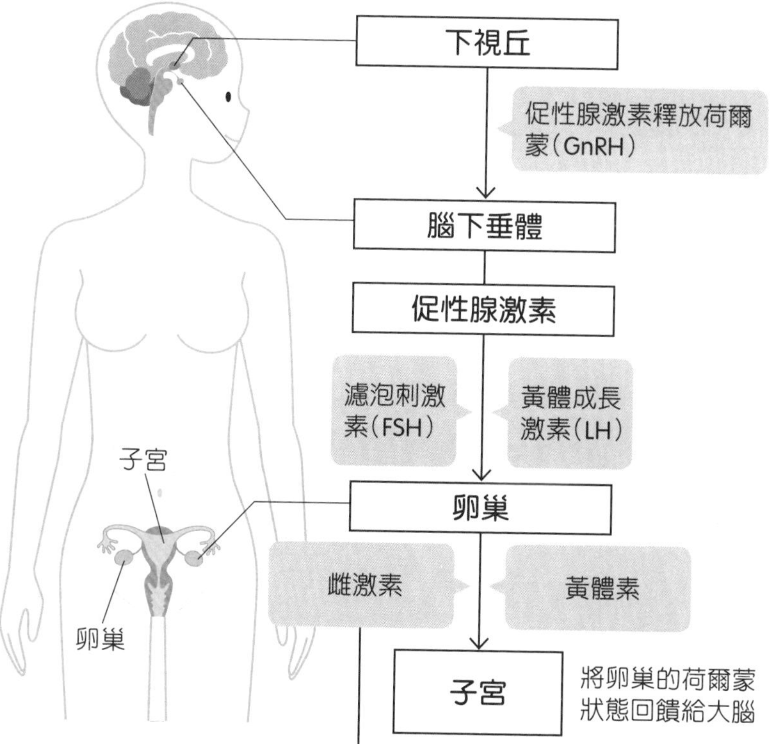

雌激素分成三種

雌固酮（Estrone，E1）

除了卵巢以外，腎上腺和脂肪組織也會分泌雌固酮。停經後最為活躍。

雌二醇（Estradiol，E2）

停經前的主要雌激素。停經後分泌量會迅速下降。

雌三醇（Estriol，E3）

由雌固酮和雌二醇轉變而成，作用最弱的雌激素。

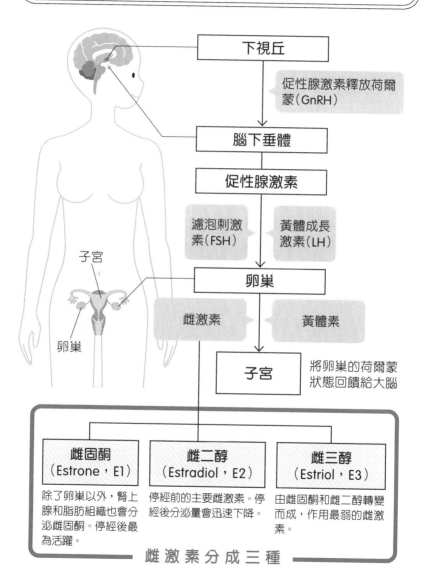

卵巢的角色

負責備孕的雌激素與維持懷孕狀態的黃體素

卵巢的功能在邁入更年期時退化

荷爾蒙分泌的一系列過程具有回饋機制。由卵巢分泌的雌激素和黃體素透過血液流動抵達腦部。當下視丘接收到訊息，便會命令腦下垂體調整女性荷爾蒙的分泌量。收到指令的腦下垂體如果察覺到荷爾蒙的含量過多，便會發出「荷爾蒙量已經飽和，需要減少」的命令要求停止分泌；如果荷爾蒙含量不足，則會發出「釋放更多」的指令，藉此維持女性的月經週期。

卵巢在30多歲以前可以接受下視丘的指令，成功地分泌需要的女性荷爾蒙量。**然而進入40歲後，卵巢的功能退化，無法再製造雌激素**。這就是爲什麼前面提到卵巢這個器官有40年的期限。

更年期導致從大腦到卵巢的指令出現問題

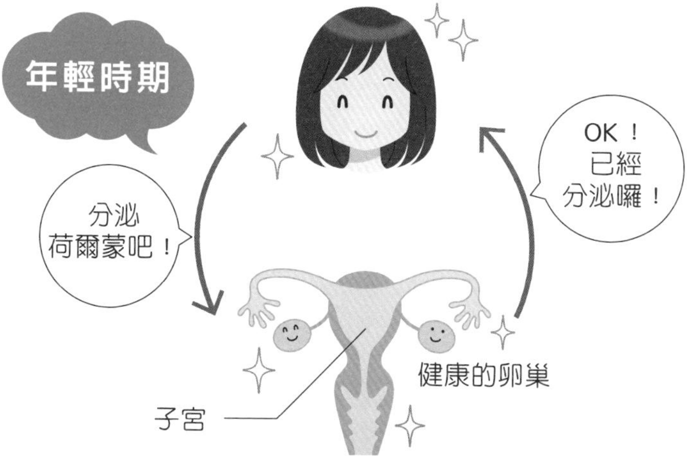
年輕時期
分泌
荷爾蒙吧！
OK！
已經
分泌囉！
健康的卵巢
子宮

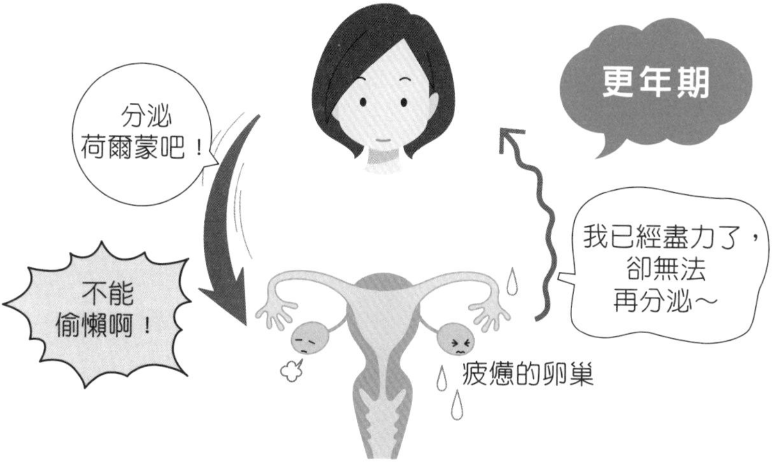
更年期
分泌
荷爾蒙吧！
不能
偷懶啊！
我已經盡力了，
卻無法
再分泌～
疲憊的卵巢

儘管大腦持續發出命令，老化的卵巢已經無法分泌荷爾蒙！當這種焦慮感影響到下視丘，便會導致全身的自律神經失調，引發身體諸多不適。

縱使卵巢產生這樣的改變，下視丘仍然發出刺激雌激素分泌的指令，然而卵巢卻完全沒有反應。久而久之，下視丘的功能亦逐漸衰退，導致身心出現各種不適症狀。更年期時女性的身體便會出現上述情形。

雌激素會作用於子宮，使子宮內膜增厚、幫助受精卵著床，替懷孕做準備。它是與女性特質有關的荷爾蒙，能夠使乳房發育、身體圓潤、滋潤肌膚、促進頭髮生長等。雌激素也可以帶來許多健康益處，例如保持骨骼和血管強壯。當我們強調女性荷爾蒙的好處時，通常是指雌激素。

另一方面，黃體素是有助於受孕、並且在懷孕後能夠維持妊娠狀態的荷爾蒙。它只有在排卵後分泌，負責調節因雌激素而增厚的子宮內膜，使受精卵容易著床與生長。黃體素除了會使體溫升高，亦是導致水腫、便秘、肌膚粗糙等經前症候群（PMS）的原因。

伴隨女性月經週期出現的身心變化，亦是受到這兩種荷爾蒙的作用影響。**從45歲開始，身體的變化可以說是朝著結束懷孕功能的方向進行。**

其他容易混淆的疾病

務必要區分更年期症狀與重大疾病

注意容易被誤判成甲狀腺疾病的症狀

更年期症狀會以各種形式出現在身體、心理和外表層面。**然而，這些症狀通常很難判斷真的是由更年期或其他疾病所引起**。特別是在更年期階段，因此每年固定進行健康檢查很重要。

典型的範例是「甲狀腺疾病」，其中巴塞多氏病（Basedow's disease）是由於甲狀腺荷爾蒙分泌過多而引起盜汗、異常出汗、心悸等症狀。橋本氏甲狀腺炎（Hashimoto's disease）則是因為甲狀腺功能低下而出現情緒低落、無力、手腳冰冷、肌膚粗糙等症狀。這些疾病的症狀與更年期症狀十分相似，幾乎難以辨認。另一方面，如果覺得自己患有心悸等心臟疾病，也有可能是更年期症狀之一。

如果感到不適，請前往婦產科檢查，避免自行判斷。倘若發現嚴重的疾病可以及早進行治療，如果是更年期症狀，也可以透過治療緩解症狀。

更年期障礙與容易混淆的疾病

更年期常見症狀		容易混淆的疾病
不正常出血	⇔	子宮內膜癌
不停流汗、削瘦	⇔	甲狀腺機能亢進（巴塞多氏病等）
倦怠、手腳冰冷、禿頭、肥胖、全身無力	⇔	甲狀腺機能低下（橋本氏甲狀腺炎等）
熱潮紅	⇔	藥物副作用
心悸	⇔	貧血、心臟疾病、甲狀腺機能亢進
頭暈	⇔	梅尼爾氏症（Mènière's disease）、腦部疾病
頭痛	⇔	高血壓
情緒低落、焦躁	⇔	憂鬱症
關節腫痛	⇔	類風濕性關節炎、修格蘭氏症候群（Sjogren's syndrome）

自我檢測

利用更年期指數量化來掌握自己的狀態

將症狀的嚴重程度分成4個階段確認

當自己處於更年期時，更年期指數（SMI，詳見P38）可以協助判斷是否需要前往婦產科治療。許多婦產科也會使用更年期指數進行問診和評估療效。

下列表格將更年期症狀的強度分成4個階段，勾選符合自己的情況並且計算總分。作法很簡單，請各位務必試試看。總分若超過50分，建議前往婦產科諮詢。

除了一般的更年期症狀，還要注意「手腳冰冷」和「睡眠問題」。如果深受這兩項問題困擾，建議前往婦產科諮詢。

另外，更年期指數也可以當作自我保健和評估療效的基準。透過定期檢測，例如每三個月一次，即可確認症狀是否改善或惡化。

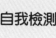

瞭解不適的嚴重程度！更年期指數檢測表

症　狀	嚴重	中等	輕微	無	分數
1 臉部發熱	10	6	3	0	
2 容易流汗	10	6	3	0	
3 腰部和手腳容易冰冷	14	9	5	0	
4 喘不過氣和心悸	12	8	4	0	
5 難以入睡或淺眠	14	9	5	0	
6 易怒、容易焦躁	12	8	4	0	
7 憂心忡忡、曾經感到憂鬱	7	5	3	0	
8 頭痛、頭暈、想吐	7	5	3	0	
9 容易疲倦	7	4	2	0	
10 肩膀僵硬、腰部和手腳疼痛	7	5	3	0	
	總分				

嚴重程度的分級標準

嚴重：嚴重到會影響日常生活
中等：不至於無法忍受，但是想要解決
輕微：雖然有症狀，但是還可以忍受
無：幾乎沒有感覺

0-25分 … 順利地過著更年期的生活
26-50分 … 注意飲食習慣和適當運動，合理地過生活
51-65分 … 需要醫師提供生活指導、諮詢、藥物治療
66-80分 … 需要執行半年以上的長期治療計畫
81-100分 … 需要經過詳細檢查來決定治療方向和進行長期治療

卵巢功能衰退

卵巢的功能在40年後會結束，接著便是默默存在的器官

在有限期間內為懷孕而工作的器官

有鑒於女性荷爾蒙會影響女性一生，從這點來看卵巢可以說是比子宮更女性化的器官。**卵巢是有期限的器官，只有從迎來初經的青春期到停經為止的40年左右可以工作**。

卵巢位於左右輸卵管的下方，透過細的韌帶與子宮相連。如同「卵巢」字面上的意思，女性剛出生時，卵巢內充滿約兩百萬個原始卵子，這就是「原始卵泡」。

到了青春期時迎來初經，卵泡發育爲成熟卵泡，每個月會有一個卵子從卵巢內壁向外排出，即爲所謂的「排卵」。

排出的卵子由輸卵管接收，通過輸卵管進入子宮。假使卵子在輸卵管中遇到從陰道進入的精子，便會成功受精，形成受精卵，進而著床懷孕。如果沒有懷孕，一個月後增厚的子宮內膜會形成經血，並且於生理期剝落排出。

雖然卵巢在初經來臨前幾乎沒有作用，但是卵子會隨著年齡增長而逐漸減少，到了青春期會減少十分之一，大約二十萬個，同時也會隨著每個月的月經逐漸減少。到了35歲時，大約有二萬五千個卵子，之後會隨著年齡增加而快速減少，最終停經時只剩下約一千個。**由於卵子儲存在卵巢內，隨著年齡增長，數量和品質會逐漸降低**。

事實上，每次排卵都會對卵巢帶來相當大的衝擊與損害。

試著想像將網球丟向和室紙拉門，並且衝破紙拉門飛出去的樣子。卵巢在排卵時便是受到類似這樣的衝擊，每個月可以說是元氣大傷。

卵巢的功能雖然因爲個體差異極大，無法一概而論，然而它的老化速度比其他器官快，功能在不知不覺中快速衰退。此外，由於卵子老化，女性在30多歲會開始出現難以受孕的徵兆，35歲以後懷孕的可能性開始下降，這就是40歲以後更難懷孕的原因。

再者，女性荷爾蒙的雌激素和黃體素也會隨著卵巢功能降低而減少分泌。特別是當雌激素分泌量減少時，外貌會開始逐漸老化。**當經期開始不穩定最終迎來停經，卵巢的功能會全部停止，之後卵巢便靜靜地在體內沒有作用，體積逐漸萎縮**。

上述提到的卵巢變化屬於自然現象，功能隨著年齡增長而衰退不是問題，然而在未意識到的情況下知道體內產生這種變化也是好的。

順帶一提，目前有檢查可以測試卵巢的生育功能。

透過驗血可以測量抗穆勒氏管荷爾蒙（Anti-Mullerian Hormone，AMH）的數值，有些婦產科可以受理自費檢測。

抗穆勒氏管荷爾蒙是由發育中的卵泡所分泌的荷爾蒙，其數值越高表示卵巢內剩餘的卵子越多。這項檢查亦稱做卵巢年齡檢測，抗穆勒氏管荷爾蒙的數值會隨著年齡增長而降低。然而由於這項檢查只能當作預測卵子數量的指標，無法得知其品質，因此日本婦產科學會並不推薦，不過目前的現狀也沒有其他相關技術可以得知懷孕的可能性。

雌激素的功能

從體內支持女性特質和維持青春

停經是不受雌激素影響的「重新出發」時期

雌激素是幫助女性保持美麗與青春的荷爾蒙，例如使胸部隆起、腰圍纖細、肌膚潤澤與頭髮亮麗。

雌激素可以促進膠原蛋白生成，維持肌膚彈性和水分。因此擁有清新緊緻的肌膚，可以說完全是雌激素的功勞。

雌激素也有助於維持每根毛髮的粗細與濃密程度。進入更年期後，由於雌激素快速減少，導致頭髮密度降低產生禿頭問題。事實上，許多女性在生產後也會經歷同樣的變化。

從健康層面來看，雌激素還可以保護女性身體。首先是降低膽固醇數值，因爲雌激素這種荷爾蒙是由膽固醇製成。

卵巢分泌雌激素時會使用膽固醇作為原料，因此可以降低膽固醇數值，這樣想或許比較容易理解。沒有多餘的膽固醇也有助於預防肥胖。

雌激素透過降低低密度脂蛋白（LDL，俗稱壞膽固醇）和增加高密度脂蛋白（HDL，俗稱好膽固醇），將膽固醇數值維持在正常範圍。

雌激素還可以促進膠原蛋白生成，使血管和關節保持靈活。在分泌雌激素的期間，血管和關節得以保持柔軟和彈性，預防動脈硬化和關節疼痛。

另一方面，雌激素也有助於維持骨骼強健。**雌激素可以使骨骼破壞與新生的循環保持平衡**。

此外，雌激素也與精神狀態穩定有關。**當雌激素分泌充足時，可以穩定自律神經，使令人放鬆的副交感神經處於主導地位**。

另外，大腦中的血清素可以讓人平靜地面對壓力，也可以調整身體的作息規律，有助於緩解失眠。

血清素和雌激素的分泌量被認為具有連動關係，當雌激素分泌充足時，很容易穩定情緒。

雌激素也可以作用於大腦，有助於維持大腦功能，包含記憶力。據說與認知功能有關的乙醯膽鹼（Acetylcholine, ACh）、與動機有關的多巴胺（dopamine）、以及提升動機的正腎上腺素（noradrenaline）等神經傳導物質，在雌激素含量高的時候分泌量會增加，有助於提升專注力、保持頭腦清晰、產生更有創意的想法。

由此可見，雌激素的存在由內而外地全面支援著女性的身心健康，因此有不少人面對停經造成的更年期，會消極的認爲「這是身爲女性的終點」。雖然停經後卵巢的功能會終止、沒有生理期、女性的身體不再受到雌激素保護，然而同時也有**不會受到女性荷爾蒙波動而被影響的優點**。

身體的狀態在月經期間會受到雌激素波動的影響，即便做同樣的事情，也未必能得到期望的結果。

然而停經後，可以說是沒有波瀾的平靜狀態。**女性從高低起伏的月經週期被解放，可以平靜地從事各種事物，穩定地達成目標，正是「重新開始」的時期**。如果將失去雌激素的保護視爲自然的生理變化，便能夠積極地迎接下個階段。

守護女性的美麗與健康
雌激素的主要功能

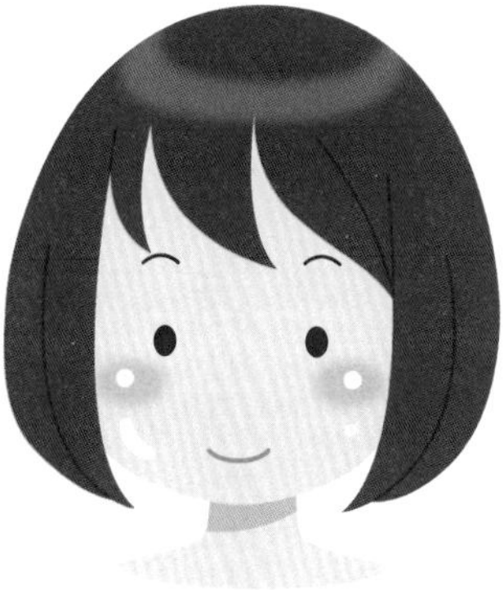

維持大腦機能

保持頭髮光澤

保持肌膚潤澤

促使卵泡生長

穩定自律神經

使子宮內膜增厚
準備懷孕

保持骨骼強壯

使血管和
關節保持彈性

預防動脈硬化

建立女性特徵

促進代謝、
預防肥胖

降低壞膽固醇
增加好膽固醇

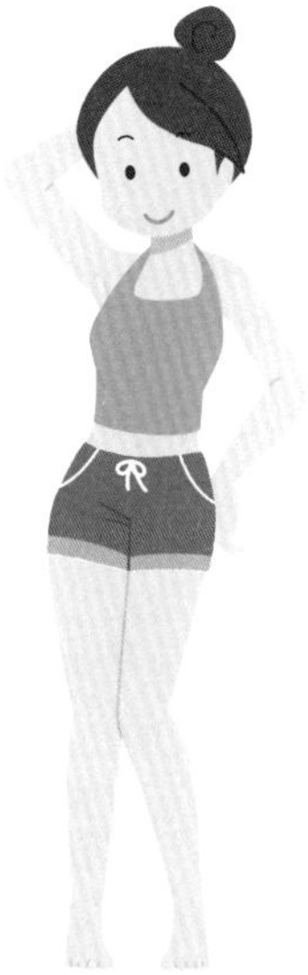

停經的標準

檢查女性荷爾蒙的數值

濾泡刺激素上升表示即將停經

關於停經的時間，目前可以做到一定程度的預測。

第一種方法是前往婦產科進行驗血，測量雌二醇（Estradiol，E2）和濾泡刺激素（follicle-stimulating hormone，FSH）這兩種荷爾蒙的數值。雌二醇是雌激素中功效最強的荷爾蒙。濾泡刺激素是由腦下垂體分泌的促性腺激素，掌管女性荷爾蒙的釋放（詳見P31）。在經期穩定的性成熟期時，即便微小的刺激也可以分泌大量女性荷爾蒙；然而進入更年期後，就算用好幾倍的力氣也只能分泌出少量荷爾蒙。**隨著年齡增加，雌二醇的數值降低、濾泡刺激素的數值上升是接近停經的主要跡象。**

然而，由於雌二醇的數值波動，無法準確地預測停經時間。

雌激素從45歲開始急遽減少

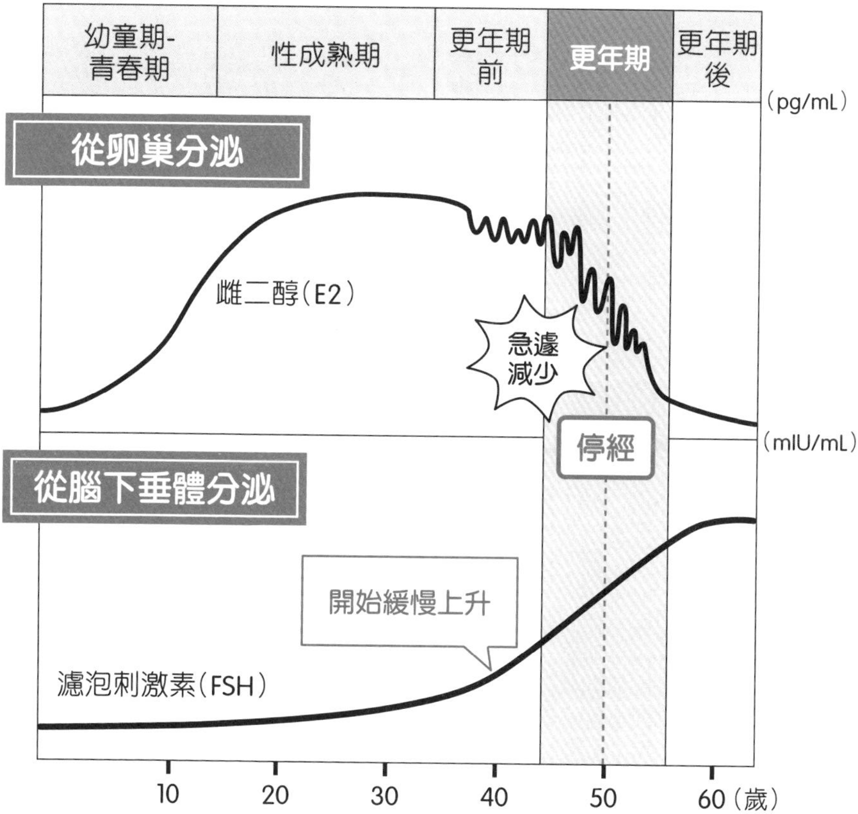

從上圖可以得知不是荷爾蒙的分泌量影響身體，而是分泌量的急劇變化導致身體不適。

此外，當雌二醇含量低於10pg／mL、濾泡刺激素含量高於40mIU／mL，便會被診斷為停經。

另一種方法是從基礎體溫瞭解女性荷爾蒙的作用。

基礎體溫是一天當中最低的體溫，也就是睡眠時的體溫。這是維持生命基本所需、消耗最少能量的體溫。早晨醒來時通常直接在被褥中，使用含小數點第二位的精準基礎體溫計放入口中測量。將測量到的基礎體溫製成圖表，即可自行確認女性荷爾蒙是否分泌正常。

女性的基礎體溫分爲「低溫期」和「高溫期」。女性在排卵後體溫會隨著黃體素（progesterone）的分泌而略微升高。

透過持續測量基礎體溫，如果能夠確認有從低溫期過渡到高溫期的現象，便可以得知已經排卵。

進入更年期時，這兩個有明顯差異的階段趨於平緩，導致高溫期和低溫期難以辨別。假使沒有排卵體溫就不會上升，持續保持在低溫期的狀態。如果確認連續12個月都沒有出血現象，即可視爲停經。

透過女性荷爾蒙數值和基礎體溫瞭解是否停經

女性荷爾蒙數值

更年期時濾泡刺激素上升至40-160 mIU/mL。另一方面，雌激素逐漸減少，最後剩下約10pg/mL。透過驗血可以測定這些數值。

	年輕時期	更年期
雌二醇（E2）	升高	下降
濾泡刺激素（FSH）	降低	上升

基礎體溫

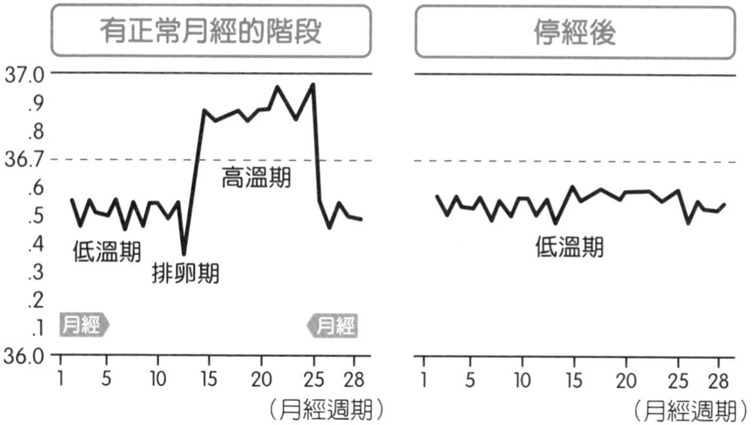

有月經的女性在排卵期體溫會暫時下降，之後迎來高溫期（左圖）。停經後由於沒有排卵，體溫無法上升，持續維持在低溫期（右圖）。

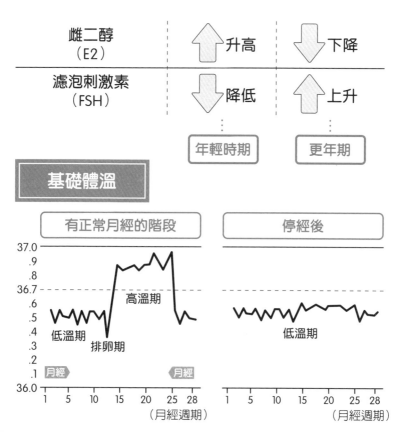

「停經前期」的女性身體

接近停經時，多種症狀會同時出現

停經前後的主要不適症狀

如前所述，更年期是從「可以懷孕」到「無法懷孕」的過渡期。

順帶一提，近年來國際上普遍使用「停經前期」（premenopause，亦稱停經過渡期）和「停經後期」（postmenopause）來區分停經前後的10年期間，而不是使用「更年期」一詞。

停經前期最明顯的徵兆是經期不穩定。當過去規律的經期開始失調，可能就是停經前期。

在卵巢功能完全停止的停經前後期，身心會出現各種失調，這些症狀種類高達200種以上。雖然症狀因人而異，但是許多症狀會在停經期間同時湧現。

停經前後出現的主要症狀

血管舒縮症狀
熱潮紅、心悸、
手腳冰冷、
呼吸急促

運動症狀
肩膀僵硬、腰痛、
腰部扭傷、關節疼痛

神經精神症狀
頭痛、失眠、憂鬱、
頭暈、耳鳴、健忘

泌尿、生殖系統症狀
月經異常、漏尿、
頻尿、外陰部搔癢、骨
盆器官脫垂、性交疼痛

消化系統症狀
食欲不振、消化不良、腹
瀉、便秘、腹脹感、胃痛

皮膚、內分泌系統症狀
皮膚、黏膜乾燥，
口渴、眼睛乾燥、濕疹

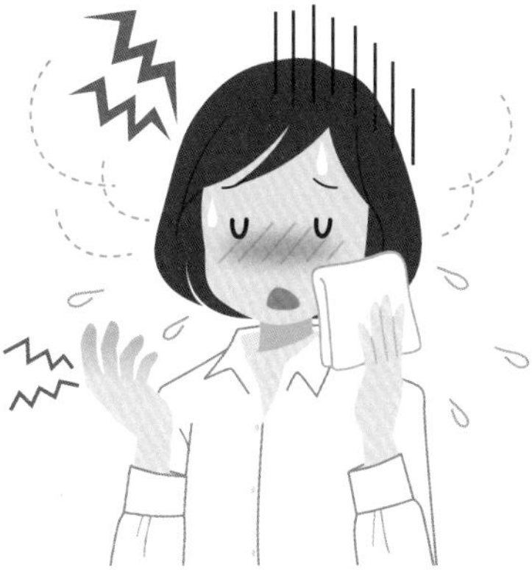

◇血管舒縮症狀

由於透過血管收縮和舒張來調節體溫的自律神經產生混亂而引發的不適。代表性症狀爲熱潮紅。

相反地也有因爲血管過度收縮，導致身體容易發冷的案例。症狀包含突然感到胸悶、心跳加速等心悸、呼吸急促現象。

◇泌尿、生殖系統症狀

月經異常、不正常出血、漏尿或頻尿等困擾。

雌激素分泌量減少會削弱陰道黏膜組織、減少陰道分泌物，使得細菌更容易在陰道和外陰部繁殖，出現發炎、搔癢和分泌物等情形，也有因爲陰道乾澀導致性行爲疼痛的現象。此外，停經前後由於雌激素減少，導致骨盆底肌老化，容易出現漏尿問題。

漏尿的種類包含因咳嗽或打噴嚏等腹部用力造成的「應力性尿失禁」；以及突然感受到強烈尿意，在如廁前便洩漏的「急迫性尿失禁」；另外還有兩者兼具，在停經前後增加的「混合型尿失禁」。

此外，有越來越多女性出現「骨盆器官脫垂」的症狀，意指骨盆器官下降、突出陰道的現

象。（詳見第6章）

不規則出血是指生理期以外的出血，通常由荷爾蒙失調所導致，代表卵巢功能衰退。然而，如果下腹部劇烈疼痛、產生大量出血、經血中有許多血塊、連續8天以上出血、排尿困難、腹部出現腫塊等情形，有可能是子宮頸癌、子宮內膜癌、子宮肌瘤、子宮內膜異位症等潛在疾病，請務必前往醫院就診。

◇皮膚、內分泌系統症狀

皮膚或黏膜乾燥、濕疹、口渴、乾眼症等症狀。

雌激素能夠促進膠原蛋白生成，使肌膚和黏膜保持潤澤有彈性。當雌激素減少導致膠原蛋白難以生成，全身就會變得乾燥。皮膚、眼睛、陰道和外陰部等會變得乾燥、搔癢和脆弱。

此外，臉頰兩側因荷爾蒙失調會出現對稱的黃褐色肝斑，通常會隨著停經逐漸淡化或消失。

另外，雌激素減少會導致自律神經失調，減少唾液分泌量，因此感到喉嚨乾渴和吞嚥困難。有極少數案例可能會罹患罕見的「修格蘭氏症候群」（Sjogren's Syndrome），如果擔心自己有上述症狀，請向醫師諮詢。

◇運動症狀

肩膀僵硬、腰痛、腰部扭傷、關節疼痛等症狀。

使關節活動順暢的潤滑液中含有膠原蛋白。當膠原蛋白在停經前後變得難以生成，肩膀、腰部、膝蓋等關節的活動會惡化導致疼痛。

雌激素作用於覆蓋在關節和肌腱表面的滑膜來維持可以活動的範圍。停經前後由於雌激素減少，手指關節可能會感到僵硬。

此外，雌激素有維持骨質密度的功能，女性的骨質密度從停經前後期會急遽下降。骨質密度降低會使骨骼變得脆弱，容易出現疼痛或變形的情況。這個時期可以看到在手指第一和第二關節產生疼痛和變形的疾病，分別稱作「希伯登氏結節」（Heberden's node）和「布夏氏結節」（Bouchard's node），某些情況可以補充含有雌馬酚的保健食品防止症狀惡化。

◇神經精神症狀

頭痛、失眠、憂鬱、頭暈、耳鳴、健忘等症狀。

停經前後產生失眠的原因可能包含夜間出現盜汗或異常出汗等血管舒縮症狀，或是雌激素

減少導致影響睡眠品質的褪黑激素分泌量降低所造成。（詳見第2章）

此外，當雌激素減少導致自律神經失調，造成大腦中帶來幸福感的物質分泌量降低，因此情緒容易變得低落。（詳見P60）

雌激素可以刺激神經傳導物質乙醯膽鹼的合成，使大腦血流量增加、促進大腦活性。因此在雌激素減少的時期，許多人會出現健忘或記憶力衰退的情形。

然而，有極少數的情況可能是早期失智症的症狀，因此如果影響到日常生活，請儘早向專業醫師求診。

當雌激素減少時，排列在耳朵內、以碳酸鈣為主要成分的耳石會變得脆弱。倘若排列緊密的耳石變得鬆動，便容易產生暈眩。

◇消化系統症狀

食欲不振、消化不良、腹瀉、便秘、腹脹感、胃痛等腸胃道症狀是由於雌激素減少，導致自律神經失調所引起。然而由於腸胃道功能會隨著年齡增長而減弱，消化能力亦隨之降低，因此有許多原因引發消化系統症狀。

自律神經失調

大腦下視丘的混亂產生多種問題

荷爾蒙平衡與自律神經的密切關係

更年期症狀不只受到雌激素減少的影響，還與自律神經的功能密切相關。自律神經是維持身體功能的系統之一，負責呼吸、體溫、消化功能等非自我意識的項目。

我們可以自由地舉手或伸展雙腳，但是不能依照自我意識使心跳停止或降低體溫，這些項目是由自律神經系統控制。自律神經包含交感神經和副交感神經，兩者的功能相反。

交感神經在面臨「競爭」或「逃跑」等攸關性命的時刻占有主導地位，此時會產生呼吸急促、血管收縮、血壓上升和心跳加速的現象。

另一方面，副交感神經在休息狀態占有優勢。此時呼吸變得平穩、血管舒張使血流順暢、血壓降低、心跳減緩、食欲更旺盛。

女性荷爾蒙失調 也會影響自律神經

	交感神經活躍	副交感神經活躍
身心	緊張	放鬆
瞳孔	放大	縮小
唾液	減少	增加
心臟（心跳）	加速	減緩
肺臟（支氣管）	擴張	狹窄
肝臟	分解肝醣（Glycogen）	合成肝醣
腸胃	抑制消化	促進消化
膀胱	儲存尿液	排出尿液
血管	收縮	擴張
血壓	升高	降低
汗腺	促進排汗	沒有作用

大腦中的下視丘掌管著自律神經系統，同時也控制荷爾蒙的分泌（詳見P30）。此外，對抗病毒感染的免疫系統也是由下視丘掌控。

由此可見，**下視丘是掌管自律神經、荷爾蒙、免疫系統三種功能的重要場所**。下視丘巧妙地控制這些功能來維持狀態，並且保持人體內的平衡。

然而，更年期時荷爾蒙的分泌變得難以控制。**由於卵巢功能衰退，無法再回應下視丘發出的指令**。

儘管下視丘多次發出「釋放女性荷爾蒙」的指令，卵巢也沒有回應。因此不僅下視丘感到混亂，由其控制的自律神經系統也會受到影響。這就是雌激素減少導致自律神經系統的平衡產生混亂的機制，結果出現各種不適症狀。

自律神經接受來自下視丘的指令，控制血管周圍的平滑肌，透過調節血管粗細來維持體溫。天氣炎熱時血管會擴張，讓身體的熱量釋出；天氣寒冷時，血管會收縮保持身體溫暖。

然而，當自律神經系統失調時，就算天氣不熱血管也會擴張導致出汗，這就是「熱潮紅」。

相反地，當血管收縮變細，血流不順無法控制全身體溫，便會出現寒冷的症狀。

突發的心悸也和自律神經系統有關。

跑步時心臟加速跳動是爲了將血液中的氧氣輸送至肌肉，因此心臟跳動得更快。

更年期時由於自律神經功能失調，心臟跳動的次數和身體動作容易產生差異。身體雖然是靜止狀態，心臟卻頻繁地跳動、引起心悸。

此外，**更年期容易產生倦怠、頭痛、噁心等現象，許多都是由於自律神經失調所引起。**

情緒低落

更年期憂鬱請向婦產科諮詢

如果在50歲前後出現憂鬱症狀，可能是雌激素減少的緣故

憂鬱是停經前後的代表性神經精神症狀。特徵包含容易感到沮喪、外出困難、不在意儀容和整潔、嗜睡和冷漠等。

存在於大腦中的「血清素」（Serotonin）是能夠帶來幸福感的物質。**血清素和雌激素的分泌具有連動關係，雌激素含量高的時候，血清素的數值亦會升高。**

從自律神經系統的角度來看，副交感神經在雌激素分泌時變得活躍，使人容易放鬆。

血清素的分泌量在停經前後伴隨著雌激素降低，然而另一種有抗焦慮作用的女性荷爾蒙「黃體素」，其分泌量也同時降低。

由此可見，停經前後雌激素和黃體素同時減少，除了使人更容易憂鬱和不安，加上令人放鬆的副交感神經無法主導，這是導致情緒低落的主要原因。

此外，女性在50歲前後處於人生的轉折期。許多人在生命中會面臨到某種形式的失去，像是孩子獨立、親人離世、職涯變化或中斷等。專家認為**女性荷爾蒙減少產生的心理憂鬱加上失去重要事物的經歷可能導致更年期憂鬱**。

如果憂鬱狀態伴隨著肩膀僵硬、盜汗、全身倦怠、頭痛、疲勞和焦躁等症狀，婦產科採用的荷爾蒙補充療法（Hormone replacement therapy，HRT）通常能夠有助於改善（詳見第4章）。

這種情形下，上述症狀通常也與睡眠障礙和異常出汗有關，如果可以改善其一症狀，其餘的將會更容易治療。

另一方面，精神科醫師治療的憂鬱症包含睡眠障礙、體重減輕、食欲不振、味覺障礙、強烈焦慮感、不耐煩、興奮和易怒等生理症狀。

由於這兩者極難區分，建議50歲前後的女性先前往婦產科諮詢，若治療半年未獲得改善，有可能是憂鬱症，屆時再前往精神科或身心科就診也是一種選擇。

容易罹患的疾病

雌激素減少會增加罹病風險

注意更年期首次出現的症狀

就女性而言，其容易罹患的疾病會隨著女性荷爾蒙的狀態而改變。**進入更年期前，女性因為受到雌激素的保護，相較於男性更不容易罹患生活習慣病**。當更年期來臨，女性不再享有雌激素的好處時，罹患各種疾病的風險就會提升。特別是血脂異常和糖尿病等生活習慣病、子宮內膜癌、乳癌、骨質疏鬆症、泌尿和生殖器官萎縮等代表性疾病。

異常出汗和發熱等是更年期的典型症狀，爲了判斷是否有更年期障礙，必須確認這個年紀的女性不易罹患這些疾病。**如果可以排除甲狀腺疾病、梅尼爾氏症和精神疾病等可能，即可診斷為更年期障礙**。如果日常生活受到影響，建議到醫院進行治療。

伴隨雌激素減少而出現的各種症狀

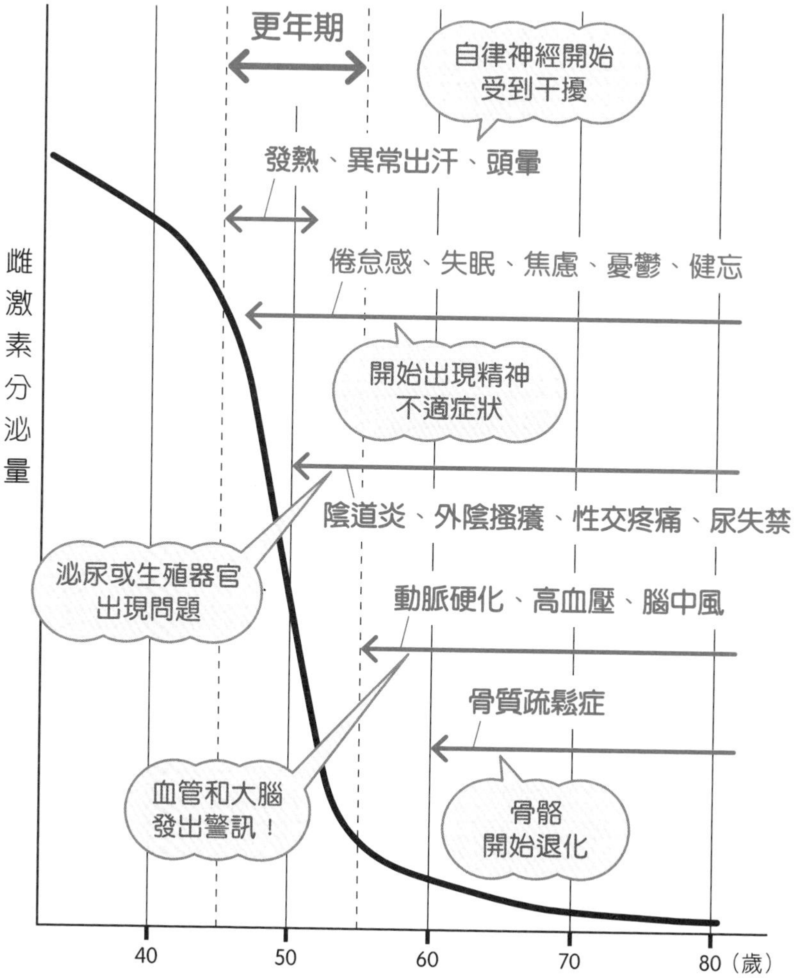

停經後，身體的狀況會開始出現改變。如果感到不適，請先向婦產科諮詢。

類似更年期症狀的疾病

注意類似更年期的症狀！不要錯過嚴重的疾病

橋本氏甲狀腺炎、巴塞多氏病、類風濕性關節炎、修格蘭氏症候群

甲狀腺疾病的症狀與更年期不適症狀十分相似。

甲狀腺是位於喉嚨正下方的器官，形狀如同展翅的蝴蝶。由其分泌的甲狀腺荷爾蒙主要負責調節人體的新陳代謝，例如維持與強化肌肉、促進新陳代謝、調節體溫、提高脂肪代謝、降低膽固醇、促進糖質代謝和強化骨骼等。

甲狀腺的功能會隨著年齡增長而衰退，大約在更年期前後出現異常。主要的甲狀腺疾病包含甲狀腺荷爾蒙不足引起的「橋本氏甲狀腺炎」，以及甲狀腺荷爾蒙過多造成的「巴塞多氏病」。罹患橋本氏甲狀腺炎的男女比例為1：20，女性佔壓倒性多數。中高齡的女性可以說每5-10人便有1人罹患此疾病。其症狀類似更年期症狀，包含憂鬱、水腫、健忘、嗜睡、皮膚乾燥、高膽固醇指數等。

另一方面，巴塞多氏病的症狀也與更年期症狀重疊，例如異常出汗、心悸、焦躁、搔癢、容易口渴等。甲狀腺疾病可以到甲狀腺專科醫院或是代謝內分泌科治療，進行婦產科檢查時也可以檢測甲狀腺荷爾蒙的數值。

此外，另一種受到女性荷爾蒙影響、性別差異較大的疾病是「膠原病」（Collagen disease）。更年期後的女性經常罹患此病，因此被認為與女性荷爾蒙有關。

膠原病屬於免疫反應異常的「自體免疫疾病」，並非指單一疾病，而是引起血管、皮膚、關節等部位產生慢性發炎疾病的總稱。

膠原病的典型案例包含類風濕性關節炎和修格蘭氏症候群等。類風濕性關節炎會造成手指、手肘、肩關節、膝關節、踝關節和腳趾等關節部位發炎，產生僵硬、腫脹和疼痛的現象。特徵是症狀不限於發生在手指。修格蘭氏症候群則是會減少眼淚和唾液分泌的疾病。除了眼睛和口腔乾燥，鼻子和陰道黏膜也會變得乾燥。

特別是罹患類風濕性關節炎的患者，重要的是在關節變形前及早開始治療。

血栓症的風險

「動脈硬化」與缺乏雌激素息息相關

更年期開始請預防「血栓」！

各位是否認爲心肌梗塞、主動脈剝離、腦梗塞等攸關性命的恐怖疾病是某天突然發作的呢？然而，這些疾病其實長期在我們的體內穩定發展。

出發點是一種叫做「血脂異常」的疾病，它通常被認爲會影響中高齡的男性。確實很少有女性在更年期前被診斷爲血脂異常。然而停經後的女性患者逐漸增加，最後人數甚至超過男性患者。

停經後血脂異常患者增加的原因與雌激素減少有關。雌激素是由膽固醇製成，當停經後不再製造雌激素，血液中便有過多膽固醇堆積。結果很容易理解爲什麼會引起血脂異常的疾病。

當膽固醇含量過高的血液持續在血管中流動，剩餘的膽固醇會呈片狀附著在血管內壁，類似牙齒上的牙菌斑。血管本身非常柔軟，如同橡膠管可以任意縮放。然而，當膽固醇附著在血管內壁時，血管會變得像鐵管般堅硬，這就是所謂的「動脈硬化」。

血管是否有動脈硬化的現象，可以透過眼底攝影檢查來判斷。

眼底血管是人體唯一可以從外部觀察到的血管。如果察覺眼底動脈有任何變化，就要注意動脈硬化的徵兆。出現動脈硬化時，血管內壁除了有片狀斑塊，也可能形成類似「小籠包」的斑塊。以小籠包來比喻是因爲中間含有某些物質，這就是血栓（凝結的血塊）。一旦小籠包的外皮破裂、血栓流出，如果導致腦血管堵塞即爲腦梗塞，假使心臟血管堵塞則會引發心肌梗塞等血栓疾病。

血栓是血管內壁產生動脈硬化的產物。換言之，如果沒有發生動脈硬化，罹患血栓疾病的風險就不高。

動脈硬化需要經過10年的時間，才會引發腦梗塞和心肌梗塞。

此外，從血液檢測出高膽固醇狀態到形成動脈硬化至少需要3－5年。**因此，如果能在健康檢查的血液檢測等項目中察覺異狀，並且在診斷為血脂異常的階段採取行動，便很有可能避免動脈硬化形成血栓，防止心肌梗塞和腦梗塞。**

健康檢查時請各位詳細確認低密度脂蛋白（LDL）和高密度脂蛋白（HDL）的數值差距。雖然停經前後低密度脂蛋白會增加，然而如果兩者數值均高、差異不大就不用擔心，維持現狀即可。如果低密度脂蛋白偏高、高密度脂蛋白偏低，兩者差距很大的話，最好開始治療。

此外，血脂異常的治療方式不是立即投藥，而是從改善飲食習慣和運動指導開始。

女性在有生理期的階段，由於受到雌激素保護，很難出現因血脂異常導致動脈硬化等血栓疾病。**但是請記得當停經後雌激素停止分泌，每個人都是高風險患者**。

預防
骨質疏鬆症

骨質流失的徵兆意外地提早出現

骨質從顏面骨開始流失！

骨質疏鬆症是與缺乏雌激素密切相關的疾病。

骨質疏鬆症是由於骨量減少、骨質密度流失，因而容易發生骨折的疾病。**停經前後由於雌激素的分泌量急遽下降，伴隨著骨量和骨質密度減少，骨骼因此變得脆弱。**

人體的骨骼是由分解舊骨質的破骨細胞和生成新骨質的成骨細胞共同平衡作用，每日進行重生替換，形成約3年的週期。（詳見P71）

破骨細胞的功能由雌激素控制。當雌激素分泌時，可以維持骨骼新陳代謝的規律，然而更年期後雌激素快速減少，全身的骨量隨之降低。**骨質密度在停經後的前兩年流失最為嚴重，四肢的骨質在停經15年後明顯流失。**從圖表可以得知女性最高骨量時期和雌激素分泌量有明顯的關聯性（詳見P73）。

各位是否認爲皮膚和頭髮的老化很容易察覺，然而骨骼的老化卻聽起來很遙遠呢？事實上，最容易老化的是顏面骨，尤其是眾所皆知的下顎骨到了55歲就會開始減少。如果覺得自己的「臉頰下垂、看起來很衰老」，意味著不僅是肌膚衰老，作爲臉部基礎的骨骼也有很大的影響。

骨骼可以透過施加適當的衝擊來維持骨質密度。四肢的骨骼在日常生活中會受到影響，然而臉部的骨骼無法這樣做，因此顏面骨會最早開始流失。更年期後當雌激素減少，我們要自行保護好珍貴的骨骼。

飲食中建議攝取鈣質、維生素D和維生素K。鈣是骨骼的原料，維生素D有助於鈣質吸收，維生素K則能幫助鈣質沉積為骨質。曝曬在陽光下約10－15分鐘，人體也可以生成維生素D。

運動方面請選擇健走、慢跑、跳繩和輕輕跳躍等對骨骼施加壓力，但是對膝蓋或踝關節不會過度造成負擔的運動。骨質密度在某個時期會突然降低，因此建議每年要測量一次骨質密度。

停經以後，骨骼生成的循環亦受到影響

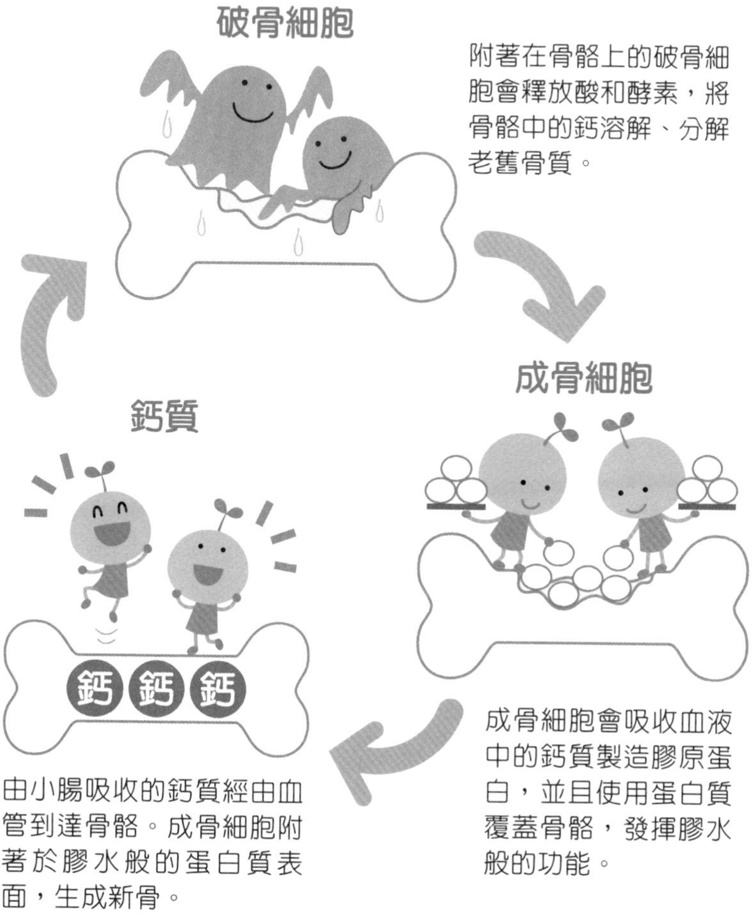
破骨細胞
附著在骨骼上的破骨細胞會釋放酸和酵素，將骨骼中的鈣溶解、分解老舊骨質。
成骨細胞
成骨細胞會吸收血液中的鈣質製造膠原蛋白，並且使用蛋白質覆蓋骨骼，發揮膠水般的功能。
鈣質
鈣
鈣
鈣
由小腸吸收的鈣質經由血管到達骨骼。成骨細胞附著於膠水般的蛋白質表面，生成新骨。

在上述循環重複的同時，一根老舊骨骼需要 3-4 個月替換成新骨。全身的骨骼大約經過 3 年可以替換成全新的骨質。然而停經後，這個循環也開始被打亂。

診斷骨骼疏鬆症最推薦的方法是利用雙能量X光吸收儀（Dual Energy X-ray Absorptiometry，DEXA），將X射線應用在腰椎和股骨進行掃描和測量骨質密度。雙能量X光吸收儀使用兩種不同的X射線照射骨骼，藉此測量骨質密度。特色是比使用X射線攝影照射手骨的顯微骨密度測量法（Microdensitometry，MD）或超音波等方式更準確。

然而由於需要專門的測量設備，因此可以實施的醫療院所有限。

如果想要輕鬆地檢測骨質密度，可以利用區公所等機構提供的骨質疏鬆症檢查。還有以女性爲主要對象的定期健康檢查，可以前往衛生所或指定醫療機構進行（適用於日本地區）。

骨質疏鬆症的診斷是以年輕時期（20-44歲）的平均骨量爲基準。**相較於年輕時期的平均骨量如果減少20%以內為正常範圍；減少20-30%為骨量流失；減少30%以上則是骨質疏鬆症**。

然而如果有非創傷性骨折則不適用此標準。

骨質疏鬆症主要由骨科治療，不過由於骨骼與全身的新陳代謝有關，因此其他專科也可以受理。如果在50歲前後檢測時發現骨量減少，請先前往婦產科諮詢。

停經時骨量急劇減少！

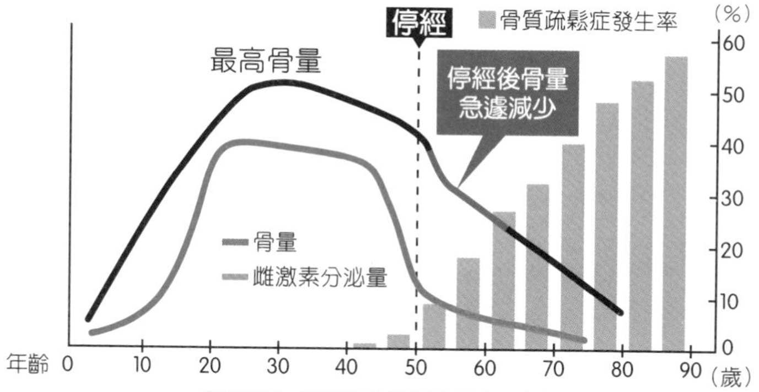

資料出處：藤田拓男/臨床婦產科 43（7），677（1989）、山本逸雄/Osteoporosis Japan 7（1），10（1999）

更年期時雌激素急劇減少，骨質代謝的平衡也會失調。骨質密度每年會下降 2%，骨質隨著年齡增長變得脆弱、更容易骨折，請多加注意。

顎骨的骨質密度變化

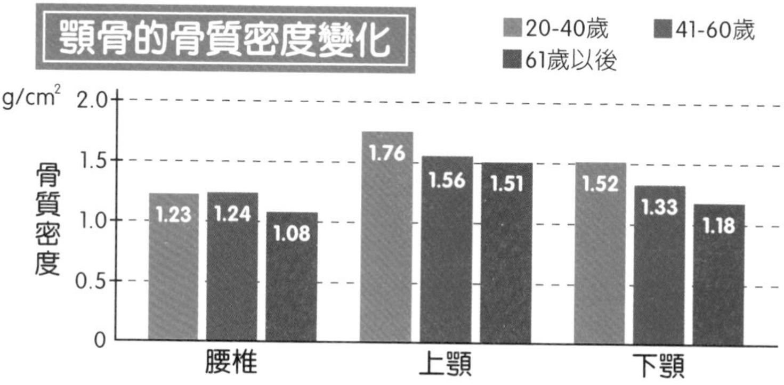

資料出處：Facial Bone Density：Effects of Aging and Impact on Facial Rejuvenation., Aesthetic Surgery Journal 32（8）：937-942（2012）

雖然腰椎的骨質密度下降緩慢，過了 40 歲顎骨的骨質密度會急遽下降。由於骨骼是皮膚的基礎，當基礎萎縮肌膚就會變得鬆弛。臉部快速老化的人，有可能原因在於骨骼而非皮膚。

遺憾的是**老化造成的骨質衰退無法恢復，因此預防骨量進一步減少很重要。**

骨質疏鬆症以藥物治療爲主要方式。

作用方式大致可以分成三類：①抑制骨質吸收②協助骨質生成③調節骨質的吸收和生成。①主要治療方式爲荷爾蒙補充療法（Hormone Replacement Therapy，HRT，詳見第4章）、服用抑鈣素（Calcitonin，抑制骨量減少、減輕背部或腰部疼痛）以及雙磷酸鹽類藥物（bisphosphonate，增加骨量、預防骨折）等。

②主要治療方法是給予維生素K_2，③常見方式有給予活性維生素D_3或鈣等。

如今透過早期開始治療，可以預防多數骨質疏鬆症導致的骨折。測量骨量除了公費的健康檢查，私立醫療機構只要有檢測儀器都可以進行，可以事先諮詢。首先請掌握好自己目前的骨質密度，並且做好準備。

預防
禿頭、白髮

雌激素減少導致毛髮問題激增

毛髮生長循環混亂引起的「瀰漫性掉髮」

當雌激素分泌量減少，各種頭髮問題就會增加。

從白髮開始、掉髮或禿頭、頭髮變細導致整體髮量扁塌、分線明顯、頭髮捲曲等，對於外觀有很大的影響。

雌激素有促進毛髮生長的作用，能夠維持頭髮掉落後生長、生長後再掉落的循環。

如果毛髮生長循環正常，肌膚和頭髮即可順利更新。**當雌激素減少，毛髮生長循環受到干擾，便會增加掉髮並且無法長出新髮，使頭皮表面的毛髮稀疏，引起禿頭。**

這種類型的禿頭在更年期很常見，被稱爲「瀰漫性掉髮」。

如果頭髮變細並且沒有彈性、每次洗頭都會大量落髮，便有可能罹患「瀰漫性掉髮」。

想要預防和改善這個問題，首先要檢視生活習慣。其中睡眠尤其重要。嘗試在固定的時間就寢和起床，每天睡眠時間至少要超過6小時，理想狀態是7小時以上。

當自律神經獲得平衡，肌膚和毛髮的換新得以調整，毛髮生長循環便會有所改善。

此外，維持均衡飲食，其中蛋白質是頭髮的原料，因此大量攝取蛋白質也很重要。建議積極補充紅肉和黃豆製品。

此外，由於頭皮會大量分泌皮脂，建議每天洗頭，確實沖洗掉洗髮精，並且完全吹乾。

另外有許多案例顯示採用荷爾蒙補充療法或是補充雌馬酚保健食品能夠改善瀰漫性掉髮。

更年期的
3 個策略

以自我保健為主，結合運動和藥物治療

結合健康管理和適當的治療

擺脫更年期各種不適症狀，最好的方法就是調整生活習慣。

如果生活習慣不規律、不健康，無論接受任何治療效果都很有限。以富含蛋白質和纖維的均衡飲食爲基礎，並且培養適度運動的習慣。

第2章將說明有效改善更年期症狀的飲食生活方式，並且特別介紹來自大豆異黃酮的雌馬酚（equol），以及有效的攝取技巧。

此外，優質的睡眠除了可以調整自律神經，還能促進生長激素的分泌，可以有效改善雌激素不足引起的諸多不適，因此內容也會提供提升睡眠品質的技巧。

此外，**適度運動對於健康管理至關重要**。不僅可以用於治療生活習慣病，對於更年期的情緒低落也很有效。

第3章將介紹調整自律神經、促進血液循環，以及鍛鍊骨盆底肌群的10種瑜珈。有研究指出副交感神經在做完瑜珈大約2小時仍然會保持活躍，具有提升放鬆的效果。藉由反覆深呼吸可以使身心舒暢。另外也有研究指出持續進行某種運動5年，停經後可以避免骨質密度流失。

第4章將說明婦產科的更年期治療方式。

更年期的兩大治療方式包含荷爾蒙補充療法（HRT）與中醫療法。荷爾蒙補充療法只要補充少量荷爾蒙，即可立即改善熱潮紅等症狀。

另一方面，中醫療法可以改善焦躁、肩膀僵硬、容易疲勞、暈眩、寒冷、失眠等多種症狀。特點是一種中藥即可改善多種症狀。

請掌握正確的婦產科知識，並且接受適當的治療。

第5章將**說明停經前後激增的女性癌症和生活習慣病**。過去因雌激素保護而不會罹患的疾病，也終於迎來風險期。規律的飲食、睡眠和運動等生活習慣，對於預防這些疾病至關重要。

第6章將說明**如何面對停經後急速增加的下半身煩惱**。這個章節會介紹如何爲停經做準備，對於平均預期壽命較長、停經後仍有大半人生的女性務必要知道。

爲了擁有健康的熟齡人生，請從調整生活習慣做起吧！

專欄 1

維持雌激素分泌的生活方式

女性的骨質密度不僅在停經後會下降，分娩後也會降低。在日本有個「母乳神話」的信仰，人們堅信哺乳「可以和寶寶溝通」、「不容易得乳癌」。然而如果持續哺乳導致長期沒有月經，便會有雌激素停止分泌的缺點。除了能夠快速恢復經期的女性之外，最好於1年後降低哺乳頻率。如果是多次分娩的女性，骨質密度有可能更低。通常嬰兒斷奶的時間大約是1-1.5歲，然而有鑒於骨質密度的考量，最好以1年為目標。

在10-50歲這段能夠擁有雌激素的美好歲月裡，維持其分泌對於未來預防骨質疏鬆症有重要意義。

第 2 章

更年期不適的自我保健

飲食和睡眠的調整方式

飲食重點

三餐均衡飲食是首要基礎

積極攝取能夠調整健康狀況的營養素

更年期是熱量、脂肪和骨骼代謝產生變化的時期。攝取過多熱量和營養不良都會使身心更容易失調。請檢視自己目前的飲食習慣，避免省略早餐、攝取糖分過高的甜麵包、睡前食用高熱量食物等行為，試著維持三餐均衡飲食。

重點是**均衡攝取碳水化合物、蛋白質和脂肪，透過黃綠色蔬菜和菇類補充經常缺乏的食物纖維、維生素和礦物質**。

碳水化合物是能量來源，蛋白質是生成肌肉和器官的重要營養素。此外，脂肪除了可以形成荷爾蒙和細胞膜，還能促進脂溶性維生素A、D、E、K等的吸收，有助於調整健康狀況。

請參考次頁內容，適當地攝取容易缺乏的營養素吧！

更年期希望積極攝取的精選營養素

▶大豆異黃酮

存在於許多黃豆製品的成分。它是雌馬酚的來源，功能類似雌激素，可以減緩更年期不適症狀。

＜主要食物＞

納豆、豆腐、豆漿、油豆腐、豆皮、黃豆粉

▶鈣質

防止因雌激素急遽減少導致骨質密度下降的關鍵營養素。可以幫助舒緩焦躁和壓力。

＜主要食物＞

牛奶、起司、優格、脫脂牛奶、日本油菜、柳葉魚

▶維生素C

有助於膠原蛋白生成、增加肌膚彈性。由於具有高抗氧化的能力，可以用於預防癌症和抗衰老。

＜主要食物＞

甜椒、青花菜、高麗菜、奇異果、草莓

▶維生素A

作用於皮膚和黏膜。維持指甲、肌膚和全身器官的正常運作，亦能提升免疫效果。

＜主要食物＞

菠菜、紅蘿蔔、茼蒿、鰻魚、銀鱈

▶鐵質

生成紅血球的必須營養素。將細胞需要的氧氣和營養物質運送到全身。

＜主要食物＞

牛肉、肝臟、日本油菜、凍豆腐

▶維生素D

促進鈣和磷的吸收，有助於強化骨骼，亦可調節免疫和認知功能。

＜主要食物＞

鮭魚、鰻魚、鯖魚、木耳、蛋

▶Omega-3脂肪酸

鯖魚等魚類含有的DHA、EPA和紫蘇油等成分。可以使血流順暢、減少中性脂肪。

＜主要食物＞

沙丁魚、秋刀魚、鰤魚、鯖魚、鮭魚

▶維生素K

具有止血作用。搭配維生素D一起服用可以提升骨質密度、預防骨質疏鬆症。

＜主要食物＞

青花菜、黃麻菜、日本油菜、納豆、起司、海藻類

▶維生素B群

增加新陳代謝、幫助細胞再生。可以從各方面支持身體，例如改善肌膚光澤、緩解疲勞。

＜主要食物＞

豬肉、鮪魚、雞胸肉、鮭魚、香蕉、糙米

▶維生素E

去除導致細胞老化的活性氧物質。能夠改善血液、緩解寒冷、水腫和肩膀僵硬等症狀。

＜主要食物＞

杏仁、核桃、旗魚、酪梨、橄欖油

由於多種營養素具有加乘效果，因此整體的均衡攝取很重要。如果身體某些地方感到不適，可能意味著缺乏某些營養素。

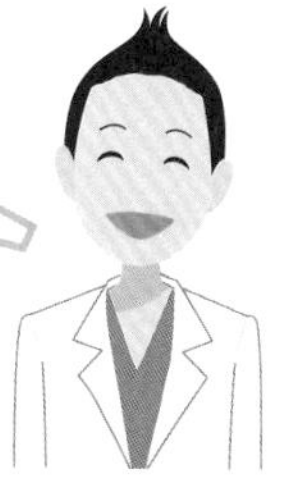

重要成分
「雌馬酚」

攝取黃豆製品即可自行生成類似雌激素的成分

在腸道內生成的能力因人而異

「大豆異黃酮」是黃豆裡的一種抗氧化成分，功能類似女性荷爾蒙的雌激素。近年來，相關研究進一步顯示大豆異黃酮本身無法發揮其效果。

大豆異黃酮有三種，其中名叫「大豆苷元」（daidzein）的成分是由腸道內的雌馬酚產生菌代謝和分解而成，之後形成雌馬酚（equol）被人體吸收，進入細胞內的雌激素受體，因此被認爲具有類似雌激素的作用。換言之，**當攝取含有大豆異黃酮的黃豆製品時，腸道的腸道菌群會將大豆苷元轉變成雌馬酚，於體內發揮類似雌激素的功能**。然而腸道內是否有能夠形成雌馬酚的雌馬酚產生菌則因人而異（詳見P88）。

攝取黃豆製品 便出現類似雌激素的成分

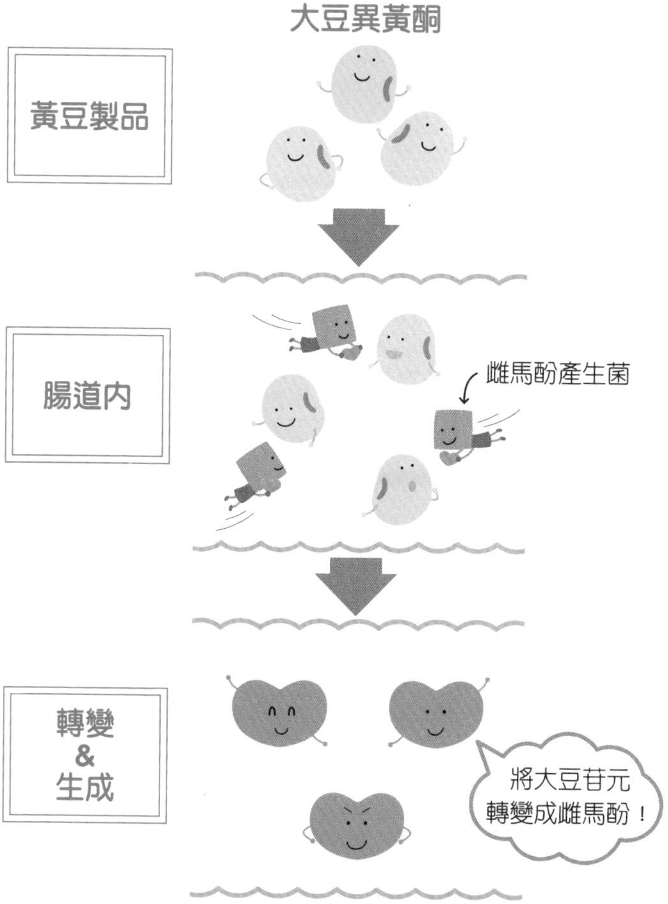

當黃豆製品被腸道吸收時，其中的大豆苷元會轉變成雌馬酚，產生的雌馬酚有類似雌激素的功能。然而，體內是否有雌馬酚產生菌因人而異，大約有一半的人攝取黃豆製品只會像其他食品一樣被吸收。

大豆異黃酮的攝取方式

每天1盒納豆即可輕鬆攝取有效成分

培養每天攝取黃豆製品的習慣

持續攝取大豆異黃酮可以促進雌馬酚產生，有效改善更年期症狀。請以每日50-75毫克（mg）為目標積極地攝取。**建議培養每日攝取2/3塊豆腐、1盒納豆和1杯豆漿的習慣**。

此外，我們來談談大豆異黃酮攝取過量的問題。

目前，大豆異黃酮的每日攝取量上限為70-75毫克（參考日本農林水產省食品安全委員會《關於大豆異黃酮特定安全性評估的基本概念》）。在這個情況下，若超過上限不會立即危害健康，只是從不同角度評估的結果認為，如果每天持續攝取，長期下來這個平均基準量最安全。換言之，這是可以每天持續攝取的安全平均值。請輕鬆地將各種黃豆製品融入餐桌吧！

從黃豆製品中可以攝取的大豆異黃酮含量

豆腐

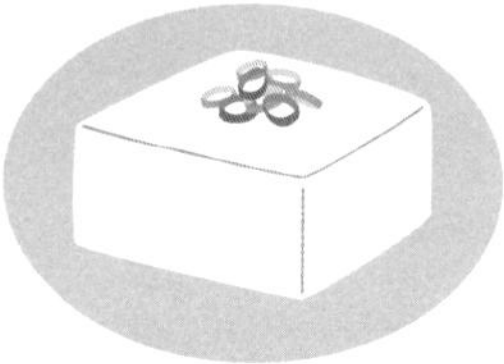

2/3塊（200公克） **40.6毫克**

納豆

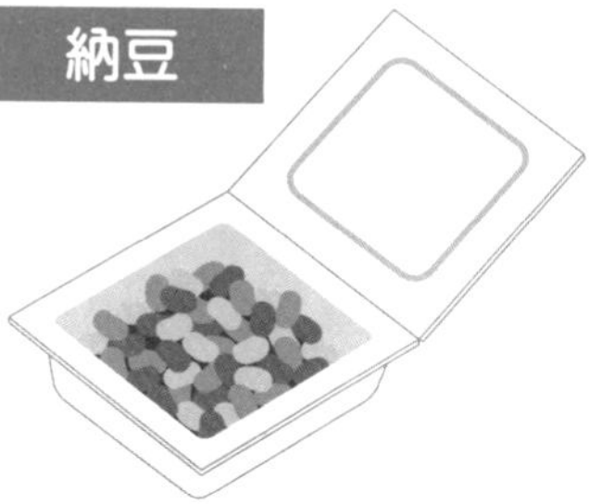

1盒（50公克） **36.8毫克**

豆漿

200毫升 **51.1毫克**

炸豆皮

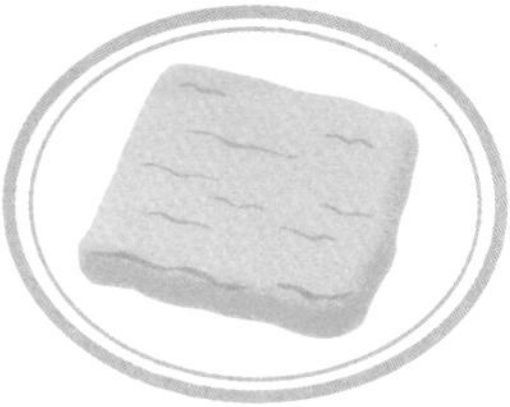

一塊（30公克） **11.8毫克**

黃豆粉

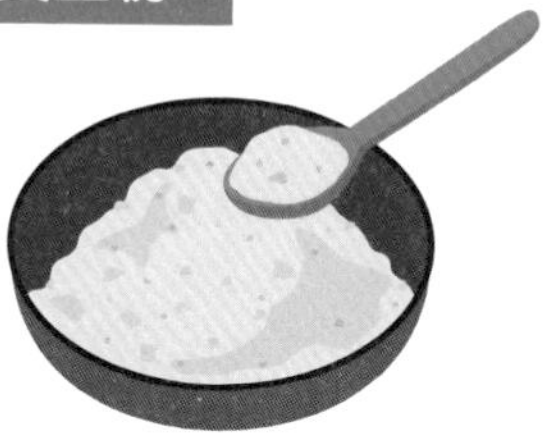

1大匙（7.5公克） **20.0毫克**

以每日攝取約50毫克的大豆異黃酮為標準。每日攝取量上限為70-75毫克。

資料出處：編輯自厚生科學研究《食品中植物雌激素的調查研究》（1998）

雌馬酚製造能力

喜歡黃豆的人更年期症狀較輕微

你是可以製造雌馬酚的人嗎？

調查結果顯示，每天積極攝取黃豆的人，有更高的比例可以製造雌馬酚。每天食用黃豆製品似乎對於生成雌馬酚有顯著影響。

然而，不是每個人的腸道都有可以製造雌馬酚的腸道菌群。研究報告指出大約有一半的日本人可以在腸道內產生雌馬酚，屬於此類的中高齡女性佔51．6％。另外有數據顯示，**可以製造雌馬酚的人，更年期症狀較輕微**。這項研究針對全日飲食以及尿液中的雌馬酚含量進行調查，並且探討與更年期症狀的關聯性。結果顯示尿液中雌馬酚含量高者（等於有製造雌馬酚能力的人），更年期症狀較輕微。

大約有一半的人無法在體內製造雌馬酚！

〔中高齡女性可以製造雌馬酚的比例〕

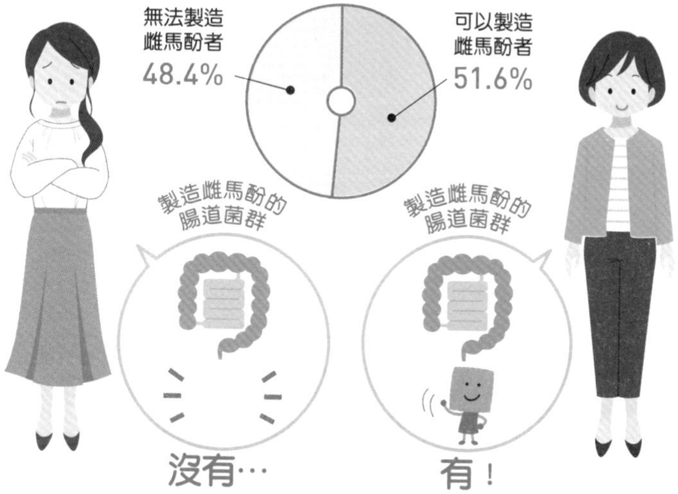

日本的中高齡女性有一半（51.6%）左右的人可以製造雌馬酚。

資料出處：編輯自《使用雌馬酚自我檢測試劑（SOY CHECK）檢查雌馬酚製造能力和飲食生活關聯的全國調查》J.Epidemiol.,vol24（supp.1）,p118（2014）

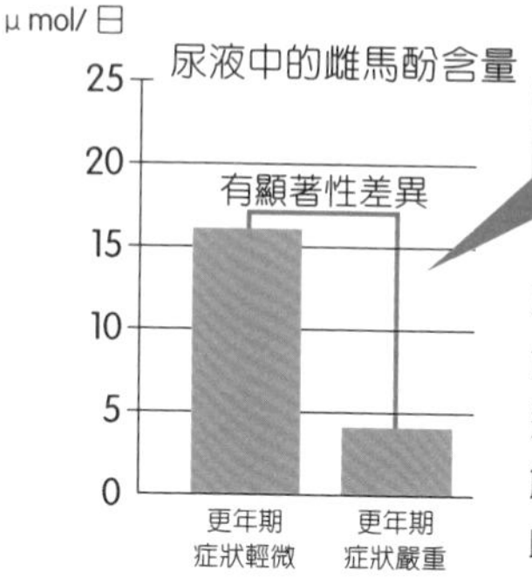

尿液中雌馬酚含量越多的人
更年期症狀越輕微

以46名女性為調查對象，針對24小時飲食和尿液中的雌馬酚含量進行測定。同時透過問卷將更年期症狀進行評分，可以瞭解尿液中雌馬酚含量越多的人（能夠製造雌馬酚的人），更年期症狀越輕微。

資料出處：編輯自《日本更年期醫學會雜誌》15：28-37（2007）

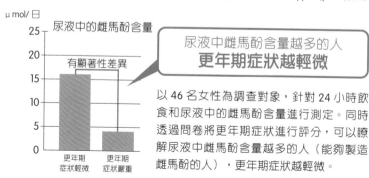

透過尿液檢測即可簡單得知自己是否可以製造雌馬酚。市面上也有簡易試劑可以自我檢測，請多加利用（詳見P110）。

這個試劑將尿液中的雌馬酚含量分成五個階段，檢測結果在第三階段（LEVEL3）以上，即表示體內可以製造雌馬酚。

然而，即便可以製造雌馬酚，如果近期沒有充分攝取黃豆製品，檢測值有可能偏低，因此建議在檢測前幾天積極攝取黃豆製品，並且檢測兩次提升準確率。此外，理想的雌馬酚含量是在第四階段以上。

透過檢測得知無法製造雌馬酚的人，在未攝取黃豆製品時，可以選用由黃豆製成的市售雌馬酚營養保健品，此方法亦適用於可以製造雌馬酚的人。雌馬酚營養保健品在婦產科等醫療機構、藥局、網路商店等皆有販售。此外，近來大塚製藥研發的大豆異黃酮雌馬酚營養補充食品（EQUELLE）也廣泛地被應用於婦產科。

黃豆製品除了含有大豆異黃酮，亦是低脂肪和優良蛋白質的食物來源，建議無法生成雌馬酚的人可以每天均衡攝取。

透過尿液檢測得知製造雌馬酚的能力

使用檢測試劑輕鬆檢查！

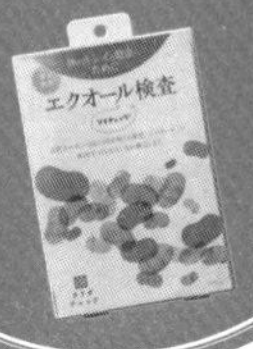

購買檢測試劑後，只要使用採尿容器收集尿液樣本，並且郵寄交件即可。透過檢測尿液中的雌馬酚含量，即可得知自己是否能夠製造雌馬酚（詳見P110）。

檢測雌馬酚含量的分級階段！

第1階段｜第2階段｜第3階段｜第4階段｜第5階段

← 無法製造雌馬酚的人（第1階段、第2階段）

可以製造雌馬酚的人（第3階段～第5階段）→

理想的雌馬酚含量在第四階段以上！

雌馬酚的製造能力在第三階段以上才被視為有效。然而理想數值是在第四階段以上。食用黃豆製品、積極攝取食物纖維和發酵食品也可能有助於提升製造能力。

黃豆製品

以每日攝取 50-75 毫克的大豆異黃酮為目標！

加上

食物纖維 & **發酵食品**

在攝取能夠調整腸道環境的食物纖維時，可以透過發酵食品增加腸內益生菌。

雌馬酚的
主要功效①

有效緩解熱潮紅和肩膀僵硬

持續攝取3個月能夠減輕不適症狀

雖然雌馬酚的功能廣泛，**然而對於減輕因雌激素減少造成的熱潮紅、肩頸痠痛等更年期症狀，已經獲得臨床研究證實有效**。

此項研究針對每日發生1次以上熱潮紅、無法製造雌馬酚、年齡介於45-60歲的126位停經女性進行調查，將其分成每日攝取10毫克雌馬酚或安慰劑兩個組別，持續12週後熱潮紅發生次數明顯降低。

接著，針對肩頸僵硬的調查顯示，持續攝取雌馬酚的組別肩頸僵硬的程度獲得改善。此外，雌馬酚被證實具有改善眼角皺紋等美肌功效。

連續攝取雌馬酚
3個月可以減輕更年期症狀

熱潮紅的頻率

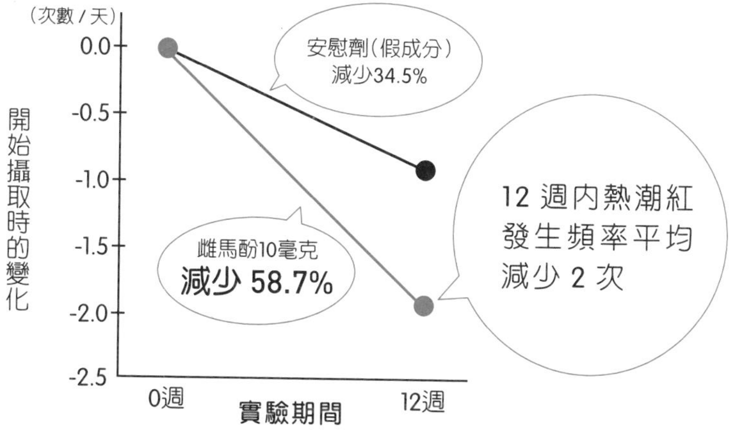

肩頸僵硬的程度

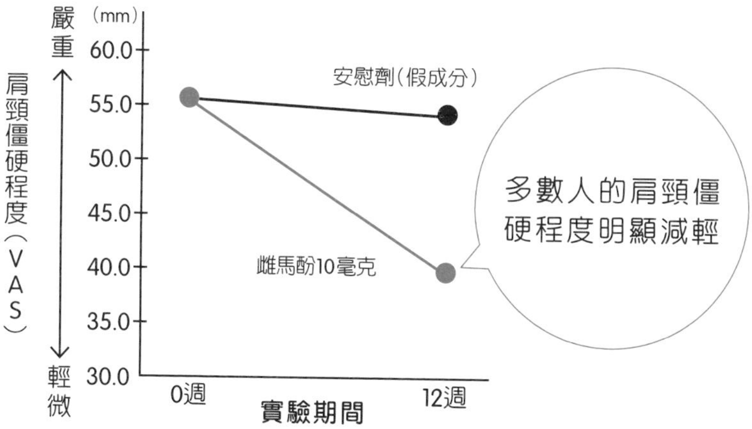

資料出處：編輯自"Aso T, et al., J Womens Health 21, 92-100（2012）"

雌馬酚的
主要功效②

預防骨質流失、改善糖質代謝和禿頭

可以預防多種生活習慣病

研究結果顯示，**攝取雌馬酚可以有效防止更年期後由於雌激素減少而導致的骨質密度流失**。此項研究針對年齡介於46-63歲，並且無法製造雌馬酚和停經未滿5年的女性進行爲期1年的臨床試驗。攝取安慰劑的組別（21人）全身骨質密度大約下降2%；攝取10毫克雌馬酚的組別（24人）嚴重程度大約被抑制一半。

此外有研究報告指出，雌馬酚有降低糖尿病風險的效果。

雌激素可以強化胰島素的作用、抑制血糖上升。

更年期由於雌激素減少，血糖數值容易上升，導致罹患糖尿病的風險提升。這項研究以25位無法製造雌馬酚的停經女性（代謝症候群患者）爲對象，每日攝取10毫克雌馬酚，經過12週後糖尿病指標糖化血色素（Glycohemoglobin，HbA1c）的數值下降，證實能夠改善糖質代謝。

持續攝取雌馬酚可以抑制骨質流失、改善糖質代謝

全身骨質密度

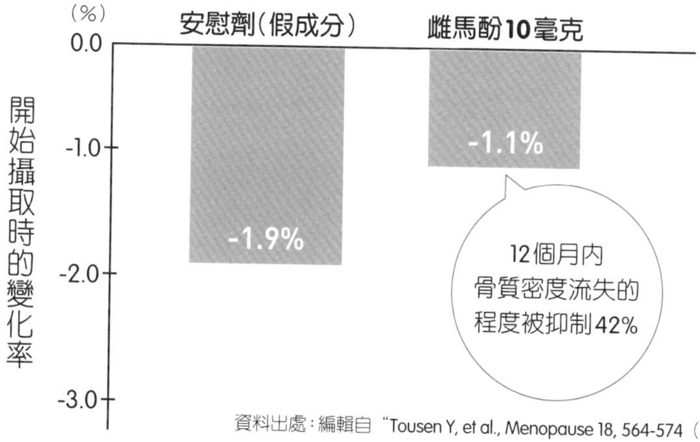

資料出處：編輯自"Tousen Y, et al., Menopause 18, 564-574 (2011)"

糖尿病指標（HbA1c）

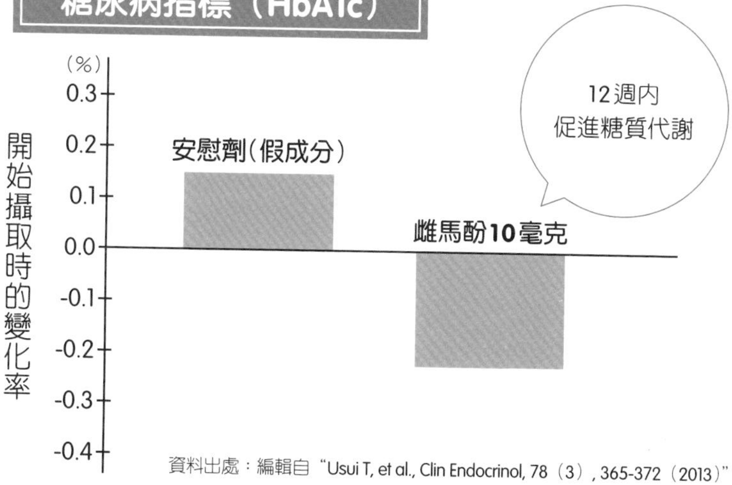

資料出處：編輯自"Usui T, et al., Clin Endocrinol, 78 (3), 365-372 (2013)"

此外，更年期禿頭也和雌激素減少有關，有研究數據支持製造雌馬酚和禿頭之間的關係（詳見P97）。

以45-64歲健康的停經女性爲研究對象，計算頭頂某些區域的毛髮和細軟髮數量，調查停經數個月後的雌馬酚製造能力與頭髮密度的關係。

得到的數據結果顯示，對於無法製造雌馬酚的人而言，停經時間越長，頭髮密度越低。另一方面，可以製造雌馬酚的人毛髮密度則沒有改變，因此可以預期雌馬酚和抑制禿頭之間可能有關係。此外，雌馬酚可能也和維持髮質有關係。

有研究針對可以製造雌馬酚與無法製造雌馬酚的女性進行調查，探討停經前和現在的髮質狀態。結果顯示無法製造雌馬酚的族群強烈感受到髮質變得難以整理和缺乏光澤。

可以製造雌馬酚的族群本身比較不容易察覺髮質的變化，因此**可以預期雌馬酚與停經後抑制毛髮老化之間的可能性**。

由此可見，雌馬酚不僅可以舒緩更年期症狀，對於改善骨骼和關節不適、降低罹患生活習慣病的風險等功效也備受矚目。

可以製造雌馬酚的人，能夠保持頭髮的光澤與彈性！

製造雌馬酚的能力與禿頭的關係

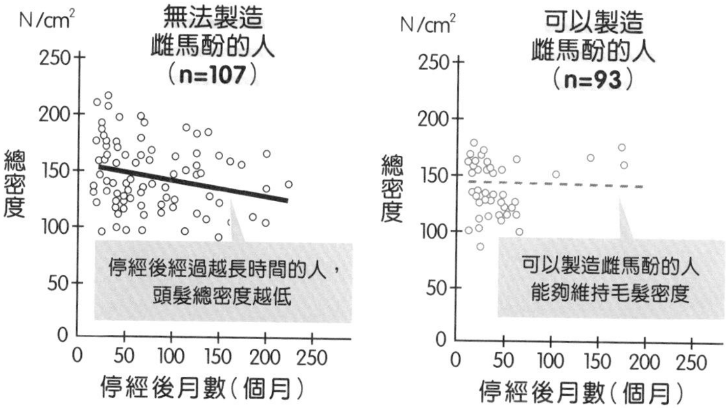

可以製造雌馬酚的人之髮質變化

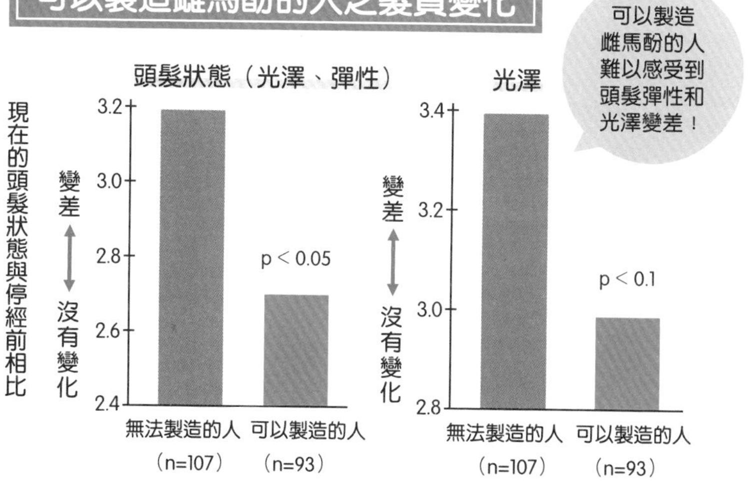

資料出處：編輯自 Miyagawa Hoka,《日本美容皮膚科學會雜誌》, 30, 8-17,（2020）

優質睡眠的技巧

改善睡眠 亦可減緩更年期不適

3小時的深度睡眠

「失眠」是進入更年期的不適症狀之一，其中以「夜間頻繁醒來」最爲常見。如果中途醒來可以再度入睡就沒問題，然而如果之後無法入睡，睡眠品質就會明顯降低。

根據腦波的不同可以將睡眠分爲兩個時期。「非快速動眼期」（Non-rapid eye movement，NREM）是大腦休息的時間，可以分成四個階段。其中以腦波頻率低的部分爲中心，將最深沉的睡眠階段稱作深度睡眠。另一方面，身體休息的時間是「快速動眼期」（Rapid eye movement，REM）。這個時期的睡眠較淺、眼球快速轉動並且會做夢。

如果沒有獲得充分的深度睡眠，則會導致中途醒來或是難以入睡。因此只要有3小時的充分睡眠，便可以解決這些困擾。

透過檢視與改善睡眠狀態，即可緩解各種更年期的不適症狀。

更年期後急劇增加的 4種睡眠困擾

入睡困難型

有睡意地躺在床上卻難以入睡。可能需要 30 分鐘至 1 小時以上才能入睡。

中途清醒型

睡眠途中多次醒來，之後痛苦地難以入睡。更年期最常見的情形。

過早清醒型

比預計時間提早 2 個小時以上清醒，之後難以入睡，白天感到很睏。

熟睡困難型

儘管睡眠時間充足，卻仍然感到疲倦。與睡眠呼吸中止症等疾病密切相關。

睡眠週期

入睡後約 90 分鐘的非快速動眼期是生長激素分泌最旺盛的時期。

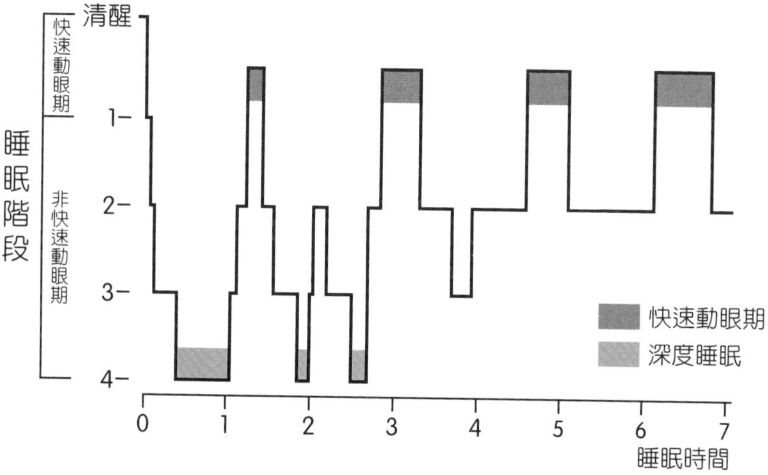

資料出處：編輯自“Dement W & Kleitman N（1957）”

生長激素

調整睡眠可以促進生長激素分泌

保持年輕、提升抗壓性

「生長激素」是睡眠時期分泌的荷爾蒙之一。它是體內的重要物質，可以促進整體生長、修復受損組織與保持年輕。在睡眠期間分泌的生長激素大約有七成來自非快速動眼期，尤其是在入睡後3小時內的四個深度睡眠階段。

為了分泌生長激素並且有精神地起床，關鍵在於前3小時的睡眠深度。

當皮質醇（Cortisol，亦稱「壓力荷爾蒙」）數值過高會增加攻擊性。例如睡前感到生氣，隔天早上卻沒那麼在意，這是因爲睡眠時皮質醇數值下降的緣故。因此充足的睡眠有助於自我壓力管理。

分泌生長激素是第一次非快速動眼期睡眠的關鍵

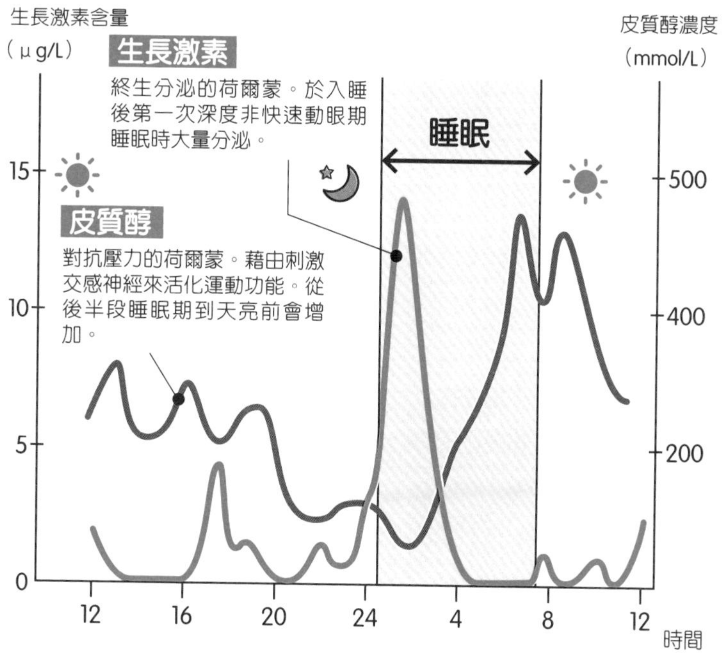
生長激素含量
（μg/L）
皮質醇濃度
（mmol/L）
生長激素
終生分泌的荷爾蒙。於入睡後第一次深度非快速動眼期睡眠時大量分泌。
皮質醇
對抗壓力的荷爾蒙。藉由刺激交感神經來活化運動功能。從後半段睡眠期到天亮前會增加。
睡眠
15
10
5
0
500
400
200
12
16
20
24
4
8
12
時間

資料出處：編輯自“Copinschi G,et al.,Endocrine rhythms,the sleep-wake cycle, and biological clocks. Endocrinology : Adult and Pediatric,Chapter 9,147-173（2010）”

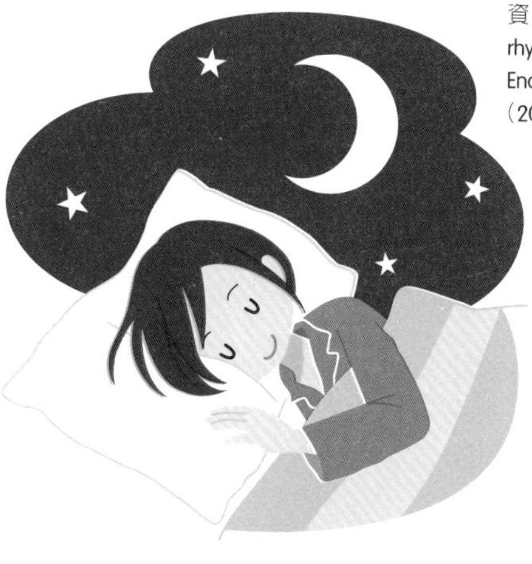

為了順利分泌生長激素，關鍵在於入睡後立即提升非快速動眼期睡眠的品質。生長激素是影響身體健康的重要荷爾蒙，睡眠品質不好或是有入睡困難的人更容易出現更年期症狀。

睡眠與
疾病的關係

睡眠不足是容易生病的原因

7小時以上的睡眠可以遠離疾病！

睡眠不足會對身心健康產生不良影響。針對精神損害的研究數據顯示，持續睡眠不足會導致出現憂鬱症的風險加倍。

睡眠不足會使免疫力衰退，引發各種疾病。並且與罹患糖尿病和高血壓等生活習慣病密切相關。此外有研究報告顯示，如果沒有按照期待的節奏生活會提升乳癌的發病率。

另外，研究亦指出睡眠不足與失智症的關係。由於睡眠不足會導致糖尿病和高血壓，造成動脈硬化進而阻塞腦血管，最終引發血管性失智症。此外，β類澱粉蛋白（Amyloid beta）在大腦持續累積會造成阿茲海默型失智症。

雖然最佳睡眠時間眾說紛紜，**然而保持長壽和低糖尿病風險的睡眠時間大約是7小時**。因此，首先請確保每日睡眠時間達7小時以上。

睡眠可以帶走腦部堆積的「垃圾」

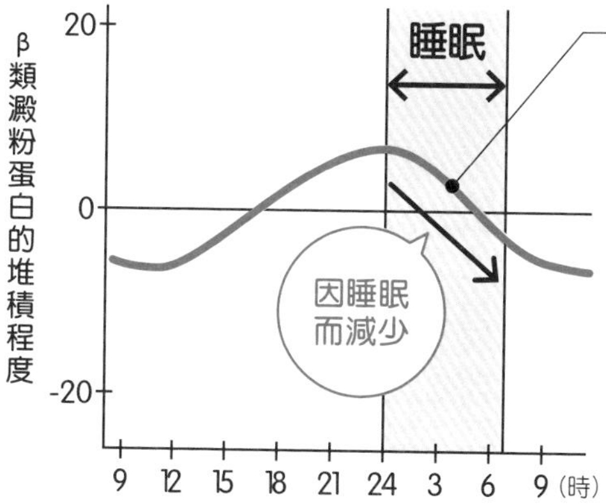

β類澱粉蛋白

一種在大腦中製造的蛋白質。健康的人在睡眠時會將其視為大腦的垃圾排出。當大腦中殘留的β類澱粉蛋白聚集並且變質，便會堆積在大腦內無法排出。據說神經細胞壞死、腦部逐漸萎縮會導致阿茲海默型失智症。

資料出處：編輯自"Huang Y, et al., Arch Neurol（2012）"

理想的睡眠時間大約是7小時

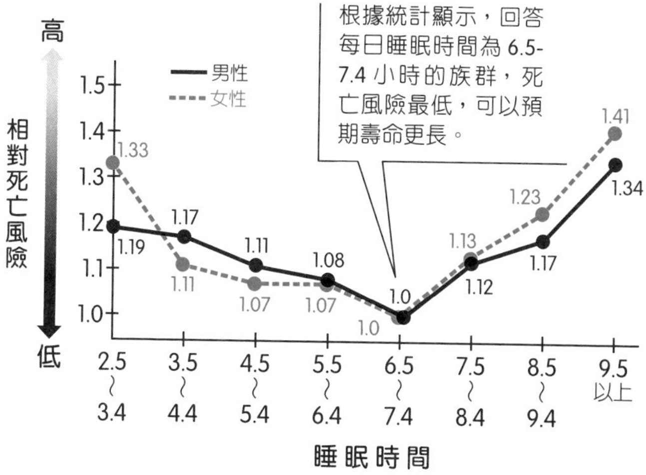

根據統計顯示，回答每日睡眠時間為6.5-7.4小時的族群，死亡風險最低，可以預期壽命更長。

資料出處：編輯自"Kripke DF, et al., Arch Gen Psychiatry（2002）"

減重

改善睡眠，擊退肥胖！養成易瘦體質

不睡覺的女性會變胖！

睡眠不足是減重的敵人！甚至有研究數據指出睡眠不足的人腰圍更大。

這是由於瘦體素（leptin）和飢餓素（ghrelin）兩種荷爾蒙所造成。瘦體素由脂肪細胞製成，可以抑制食欲。睡眠不足會使血液中的瘦體素濃度降低並且增加食欲。研究數據顯示，**8小時以上的睡眠可以提升瘦體素濃度，具有抑制食欲的效果**。

另一方面，飢餓素是由胃黏膜分泌，可以促進食欲的荷爾蒙。睡眠時間縮短會導致血液中的飢餓素濃度增加，進而促進食欲。研究數據顯示，**當睡眠時間少於7小時，飢餓素的濃度會上升，導致食欲增加**。確保擁有充分睡眠、改善睡眠不足的問題，便可以養成不易變胖的易瘦體質！

優質睡眠 培養不易變胖的易瘦體質

抑制食欲的荷爾蒙濃度

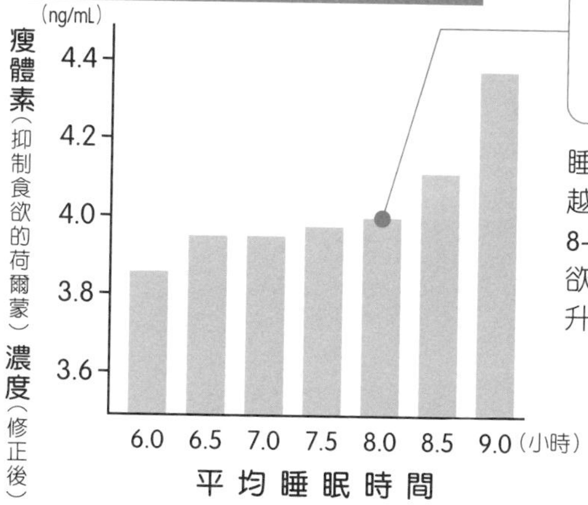

睡眠時間達8小時以上可以抑制食欲

睡眠時間越長，食慾越會受到抑制。超過8-8.5小時後，抑制食欲的荷爾蒙數值快速提升。

促進食欲的荷爾蒙濃度

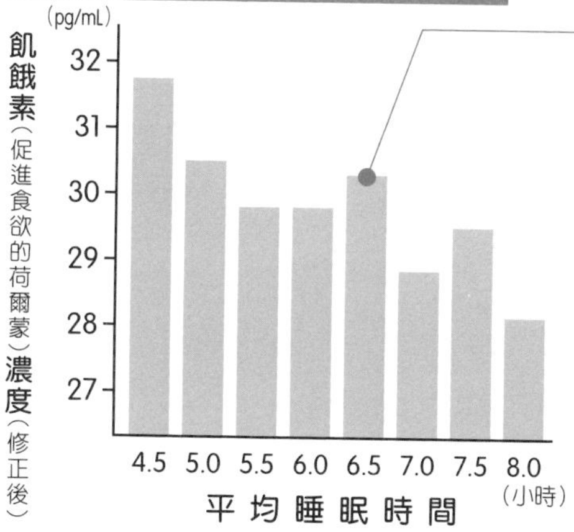

睡眠時間低於7小時食欲會增加

由於睡眠時間低於7小時，導致食欲增加。

有鑒於生活作息的考量，在食欲方面將睡眠時間調整為7-8小時是最好的平衡點。

資料出處：編輯自"Taheri S, et al.Short Sleep Duration Is Associated with Reduced Leptin,Elevated Ghrelin, and Increased Body Mass Index.Plos Med,1 (3) (2004)"

控制光線

夜間產生的褪黑激素，可以提升睡眠品質

為了順利入睡的準備

光線對於睡眠的影響超乎我們的想像。從早晨開始暴露在陽光下約14-16小時後，身體會分泌促進睡眠的荷爾蒙「褪黑激素」。舉例來說，這是一種如果早上7點沐浴在陽光下，到了晚上大約11點會感到疲倦的生理機制。爲了擁有好的睡眠品質，重要的是在白天充分地吸收陽光，促進褪黑激素的製造。

進入傍晚後，以500照度（Lux）左右的暖色系燈光為主，避免暴露在強光下。特別是電腦和手機螢幕等發出的藍光，由於類似白色的太陽光，夜間接觸時會讓大腦誤以爲是白天。

半夜醒來上廁所時，請盡量開最小的燈，避免眼睛接觸到光線可以更容易入睡。另外，請務必避免使用手機確認時間。

傍晚過後調成暖色系燈光是幫助睡眠的技巧

時段		燈光顏色
早晨	**沐浴在陽光下，重啓生理時鐘** 早晨起床後拉開窗簾，讓全身沐浴在陽光下神清氣爽地醒來。	白色
上午	**準備褪黑激素** 早晨沐浴在陽光下，經過約 14-16 小時後會分泌褪黑激素，身體進入準備狀態。	白色
傍晚	**調整生理時鐘** 將屋內照明調整成暖色系，讓身體知道進入夜晚。	暖色
晚上	**分泌褪黑激素** 早晨沐浴在陽光下，經過約 14-16 小時後的夜晚會分泌褪黑激素。自然地讓身體進入睡眠。	暖色
深夜	**就寢** 就寢時關掉房間的燈。遠離干擾睡眠的刺激物，提升睡眠品質。	關閉

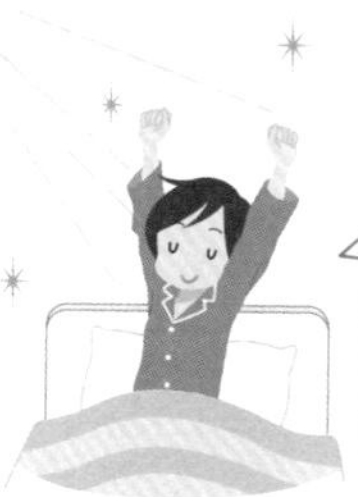

亦可使用喚醒燈鬧鐘！

如果臥室沒有陽光照射，亦可使用透過燈光喚醒的燈鬧鐘。

生活技巧

優質睡眠的自我保健

可以馬上實踐！提升睡眠品質的7個技巧

透過留意日常生活中的小地方，即可改變睡眠品質。

如果午餐後感到疲倦，可以小睡不超過30分鐘。這種方式亦稱爲「能量午睡」，技巧是不要睡得很深。關鍵是午睡前喝一杯溫咖啡，以俯臥或60度的角度依靠在椅背上休息，不要完全躺平。這樣醒來時會感到神清氣爽，提升午後的工作效率。

除了透過飲食、沐浴和運動來改善睡眠，使用可以記錄睡眠狀態的應用程式來追蹤睡眠也很有用。

建議將應用程式設定好起床時間，把手機放在身旁，追蹤從就寢到起床的睡眠狀態，並且在最適當的淺眠時間以紓緩的音樂喚醒自己。市面上有許多免費版本，請多加嘗試利用！

提升睡眠品質的7個技巧

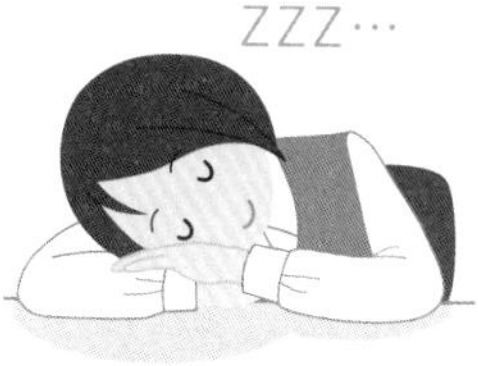

利用「能量午睡」充電

白天如果很睏不要忍耐，午睡可以提升工作效率。但是不能睡太久，否則會進入睡眠狀態，以在辦公桌前趴睡 30 分鐘內為佳。下午三點過後避免午睡。

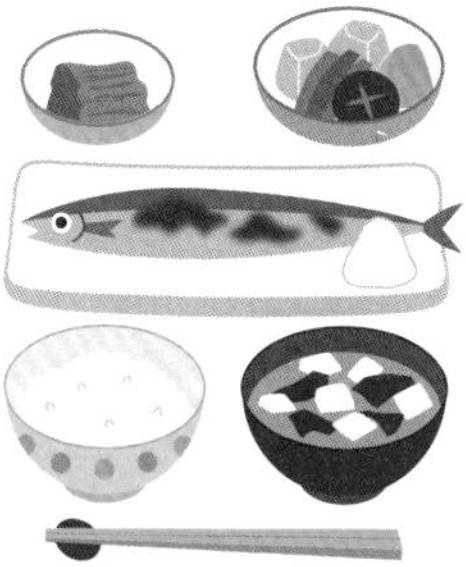

晚餐時間至少在睡前4小時結束

由於食物需要 4 小時才能被消化，如果胃裡有食物會不利消化。此外，晚餐建議不要吃太多。

避免接觸藍光

電腦和手機的藍光會刺激交感神經進而影響睡眠。將手機螢幕轉換成黑色的夜間模式，遠離螢幕為佳。

在晚餐前運動

餐後運動會對腸胃造成負擔，因此最好在晚餐前進行。此外，運動會刺激交感神經，如果晚餐後進行會提振精神。

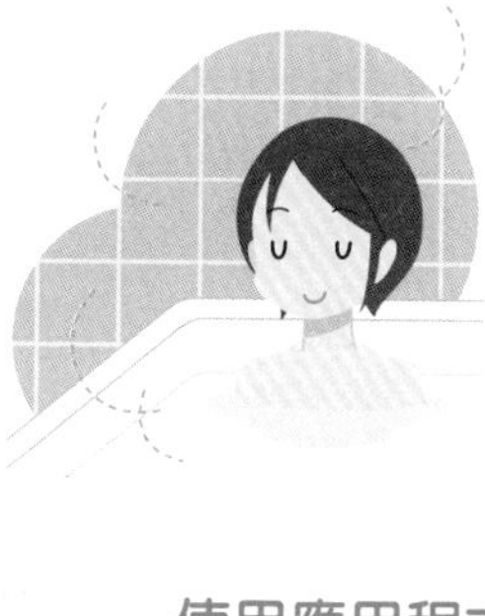

於就寢前1.5小時洗澡

洗澡會讓體內的深層體溫上升，大約需要 1-1.5 小時才能下降。這時候會產生睡意，千萬別錯過時機。

控制光線

傍晚過後以暖色系燈光為主，就寢後盡量讓眼睛遠離燈光。

使用應用程式紀錄睡眠

將應用程式設定好起床時間，追蹤和紀錄從就寢到起床的睡眠狀態。建議使用有鬧鈴的應用程式，在淺眠時期以舒緩的音樂喚醒自己。

專欄 2

妳是可以製造雌馬酚的人嗎？

雌馬酚檢測法

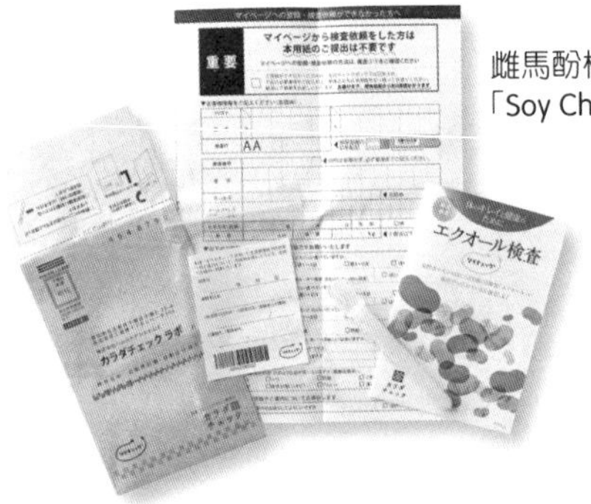

雌馬酚檢測試劑
「Soy Check」（單劑）

製造雌馬酚的能力可以使用「Soy Check」這種郵寄型的試劑進行檢測。這種試劑可以透過網路購買，採取尿液樣本後寄回指定地址，結果會以電子郵件通知（適用於日本地區）。尿液中的雌馬酚含量可以分成5個階段，結果落在第3-5階段便是可以製造雌馬酚的人。這種能力大約有1/4的比例在數年後會出現改變，建議多次檢測為佳。

相關資訊洽詢：Health Care Systems 株式會社　電話：+81 03-6809-2722

第 3 章

調節自律神經，鍛鍊骨盆底肌

舒緩放鬆瑜珈

舒緩放鬆瑜珈

請從更年期開始鍛鍊骨盆底肌

防止小腹隆起和臀部下垂的訓練

「骨盆底肌」是對於女性生活品質（Quality of Life，QOL）有顯著影響的肌肉之一。顧名思義，骨盆底肌是位於骨盆底部的肌肉，形狀類似吊床，支持著膀胱、子宮和直腸等重要器官。

女性的骨盆底肌有三個開口，分別為尿道口、陰道口和肛門。排泄功能是經由尿道口和肛門來控制。然而進入更年期後，影響全身肌肉量的女性荷爾蒙雌激素分泌量急遽減少，骨盆底肌也跟著變薄和失去彈性。**結果導致尿失禁和子宮脫垂等骨盆底肌相關問題增加、生活品質明顯下降、身材曲線走樣。**

為了讓女性擁有更好的熟齡生活，必須要鍛鍊骨盆底肌。讓我們一起用「舒緩放鬆瑜珈」來訓練骨盆底肌，保持年輕和健康！

骨盆底肌隨著年齡增長而逐漸退化

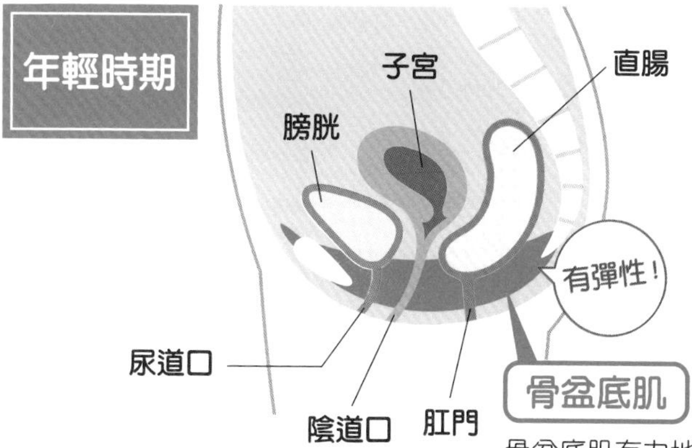

骨盆底肌有力地支持著膀胱、子宮和直腸等器官。

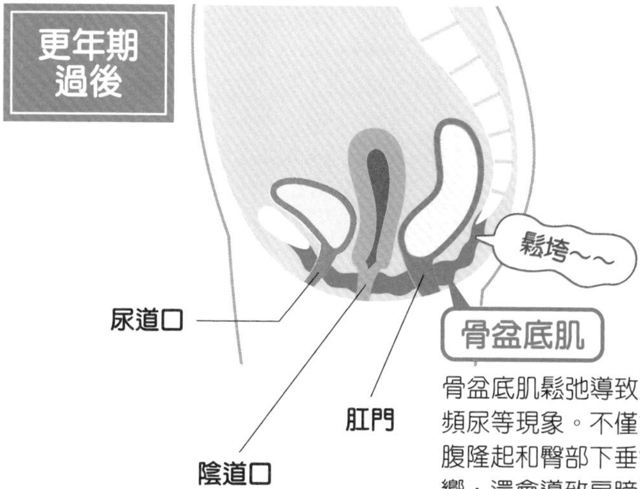

骨盆底肌鬆弛導致尿失禁和頻尿等現象。不僅會造成小腹隆起和臀部下垂等外表影響，還會導致肩膀僵硬和腰痛。

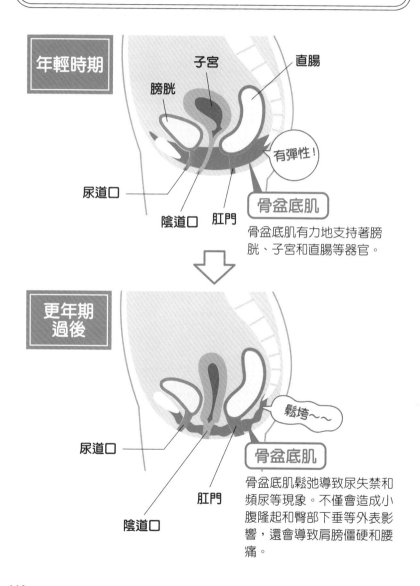

舒緩放鬆瑜珈

每天只要5分鐘！強化容易衰退的肌肉和自律神經

每天勤奮地練習，讓全身達到平衡

骨盆底肌與支持著呼吸的「橫膈膜」、從肋骨下方到骨盆間以帶狀覆蓋腹部的「腹橫肌」，以及在背部深處穩定姿勢的「多裂肌」，共同組成內核心肌群（inner unit）支持著體內深處的軀幹，並且與臀部肌肉的「大殿肌」、大腿內側肌肉的「內收肌群」共同作用。

「舒緩放鬆瑜珈」的姿勢組成包含直接訓練難以察覺的骨盆底肌、間接訓練骨盆底肌周圍的肌肉、促進血液循環和調節自律神經、矯正姿勢和強化軀幹、預防骨質疏鬆症等項目。重點是不要屏住呼吸，並且維持姿勢10秒鐘（或是重複10次）。請從這些姿勢中自由選擇幾種，每個姿勢進行2～3組。每天持續練習5分鐘，可以平衡地鍛鍊全身，達到協同作用的效果。

訓練內核心肌群 是強化骨盆底肌的捷徑

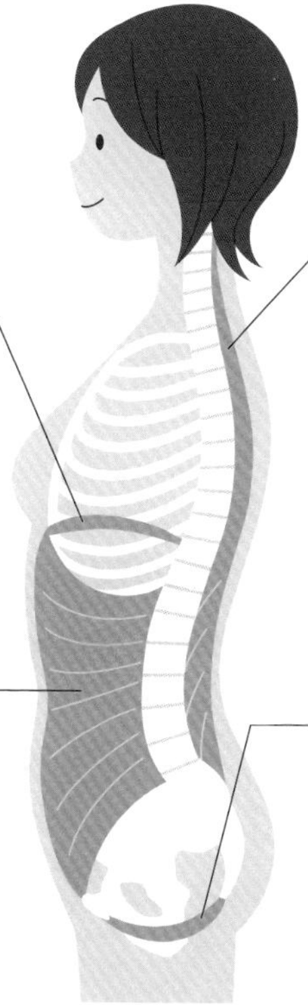

橫膈膜

橫膈膜上下移動可以帶動呼吸，同時有助於穩定脊椎。

多裂肌

連接脊椎和骨盆、支撐著身體的肌肉。如果萎縮會導致姿勢不良、外表顯得衰老。

腹橫肌

主要在吐氣時發揮作用。對於保持良好姿勢至關重要。

骨盆底肌

將骨盆中的器官保持在正確位置的肌肉。可以防止尿失禁。

什麼是內核心肌群？

內核心肌群是橫膈膜、腹橫肌、多裂肌和骨盆底肌等四種肌肉的總稱，亦是身體軀幹最核心的部分。要訓練骨盆底肌其實很困難，腹部和背部的肌肉比較容易鍛鍊。然而由於這些肌肉共同合作，因此可以透過訓練其他肌肉來鍛鍊骨盆底肌。

促進全身血液循環

束角式

1

坐在地板上，將膝蓋彎曲，使腳底併攏。

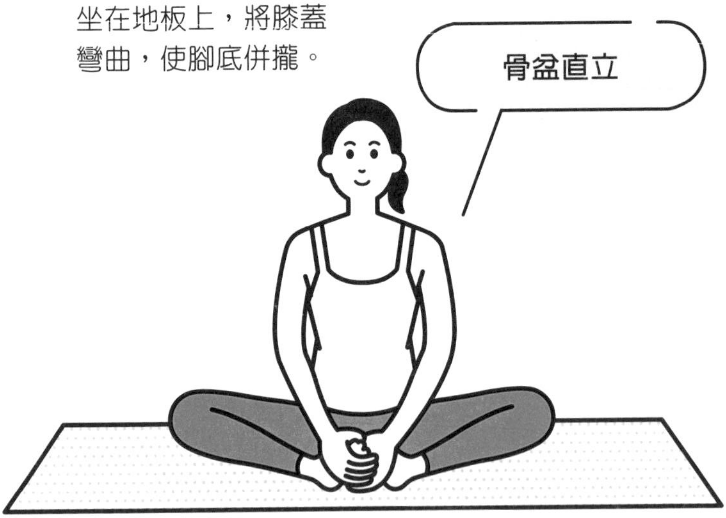

透過提高髖關節的柔軟度和放鬆骨盆周圍的肌肉，改善全身血液循環。

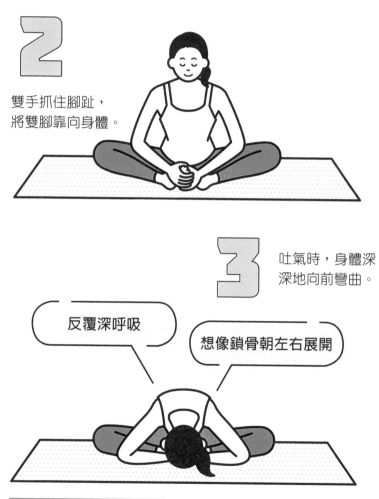

2

雙手抓住腳趾，
將雙腳靠向身體。

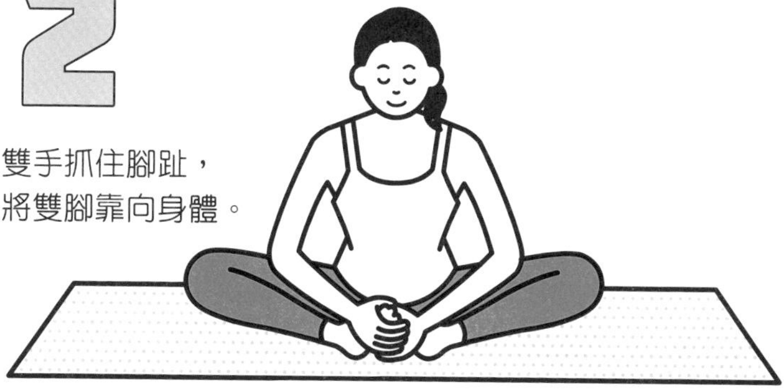

3

吐氣時，身體深
深地向前彎曲。

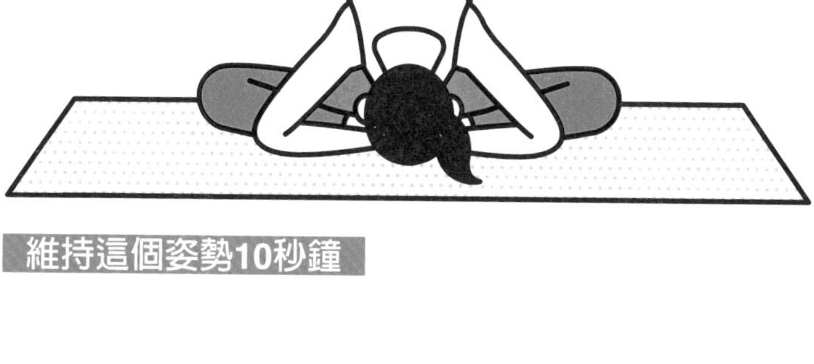

維持這個姿勢10秒鐘

調節自律神經

眼鏡蛇式

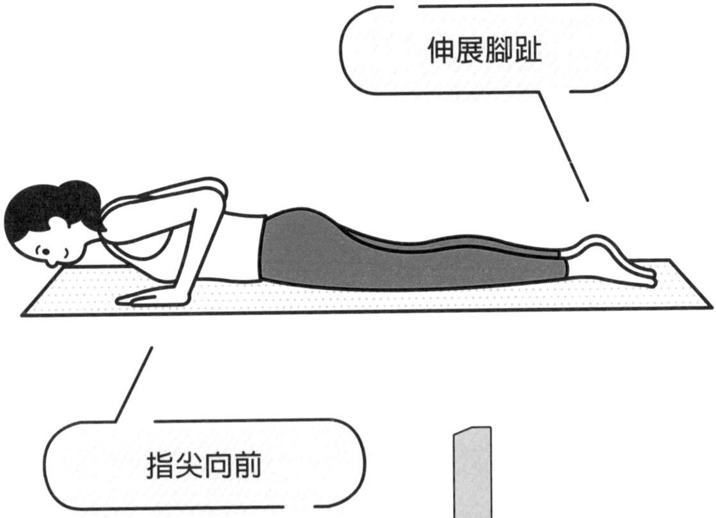

1

俯臥姿勢預備，雙腳打開與腰部同寬。手肘彎曲，腋下夾緊，雙手放在胸部旁邊，吐氣。

打開緊縮的胸腔、深呼吸和放鬆，改善副交感神經的作用。

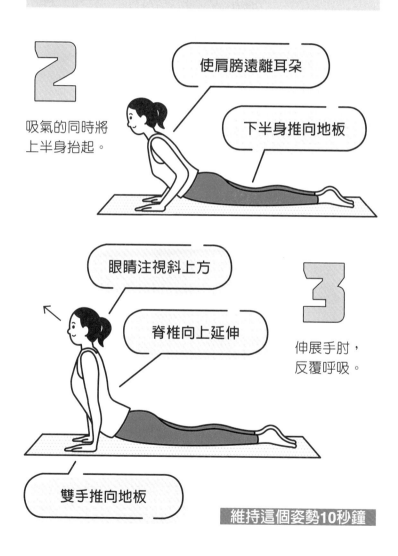

2

吸氣的同時將上半身抬起。

使肩膀遠離耳朵
下半身推向地板

3

伸展手肘，反覆呼吸。

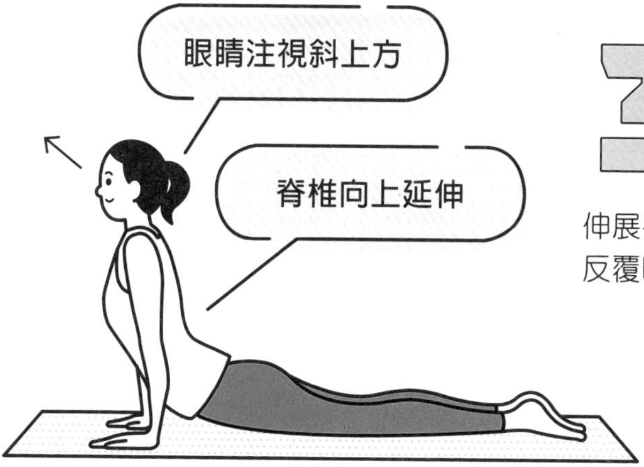

眼睛注視斜上方
脊椎向上延伸
雙手推向地板

維持這個姿勢10秒鐘

促進骨盆周圍的血液循環

新月式

1

雙手和膝蓋四肢著地，手指平均地張開。

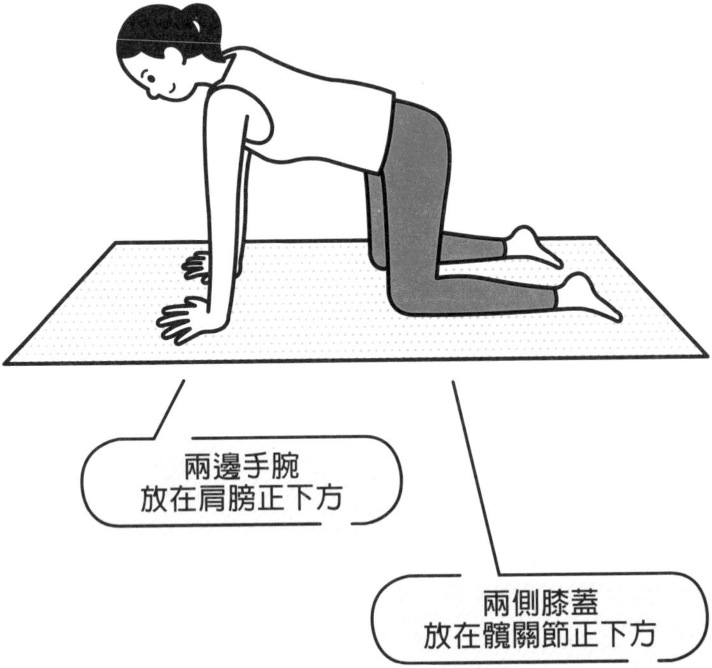
兩邊手腕
放在肩膀正下方
兩側膝蓋
放在髖關節正下方

伸展鼠蹊部，改善淋巴和血液循環。使全身無力感一掃而空。

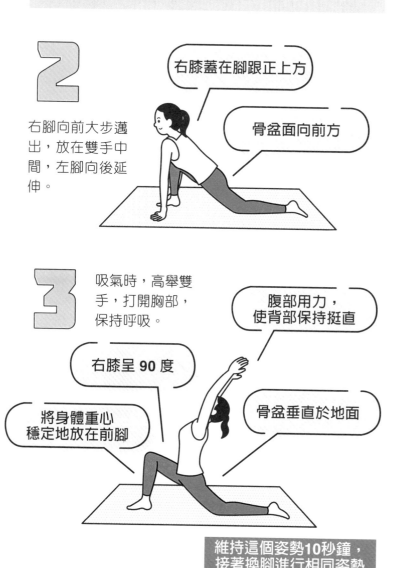

2

右腳向前大步邁出，放在雙手中間，左腳向後延伸。

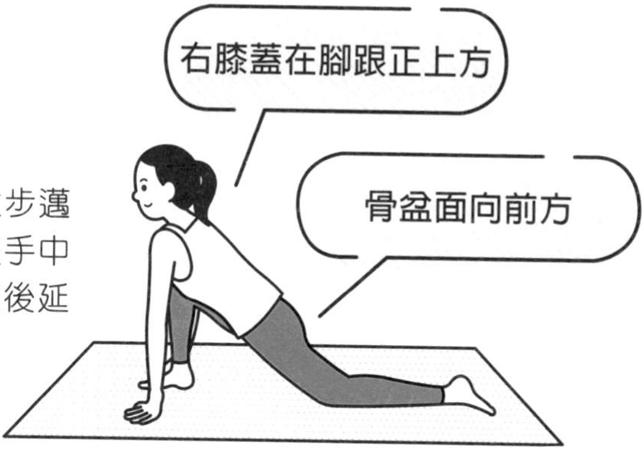

3

吸氣時，高舉雙手，打開胸部，保持呼吸。

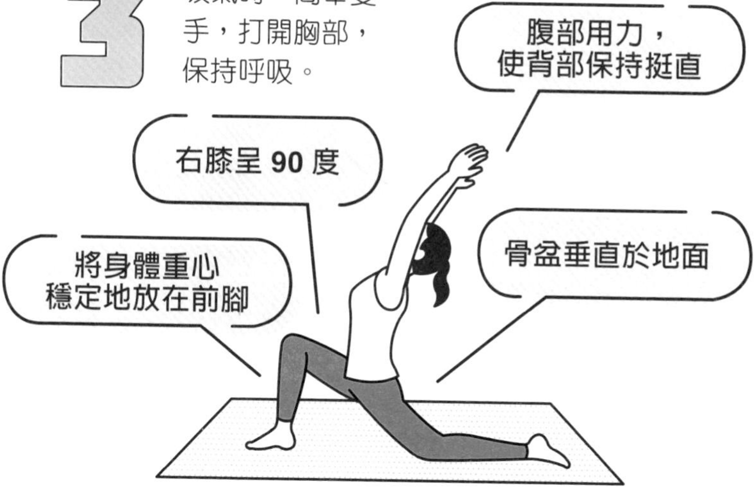
腹部用力，使背部保持挺直
右膝呈 90 度
將身體重心穩定地放在前腳
骨盆垂直於地面

維持這個姿勢10秒鐘，接著換腳進行相同姿勢

直接強化骨盆底肌

蛙式伸展

1

站立時將雙腳打開超過肩膀寬度，以食指和中指握住雙腳的大拇指。

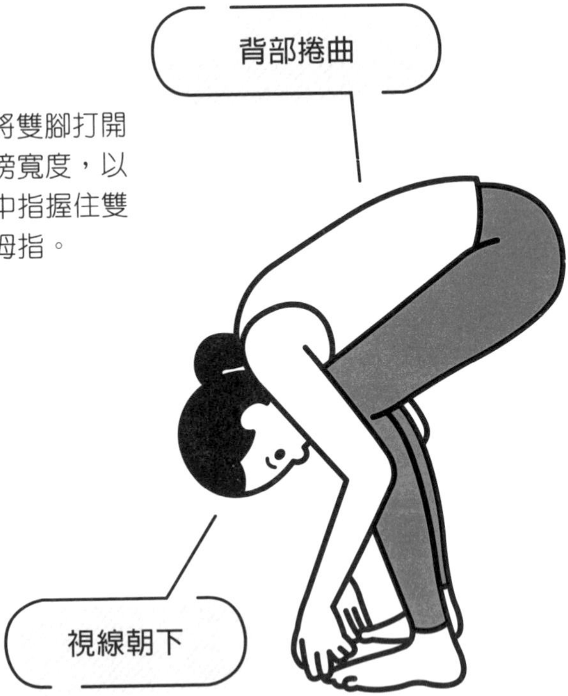

直接刺激難以訓練的骨盆底肌。伸展膝蓋時將臀部上提會更有效。

2

吐氣時，將膝蓋伸直、骨盆前傾。

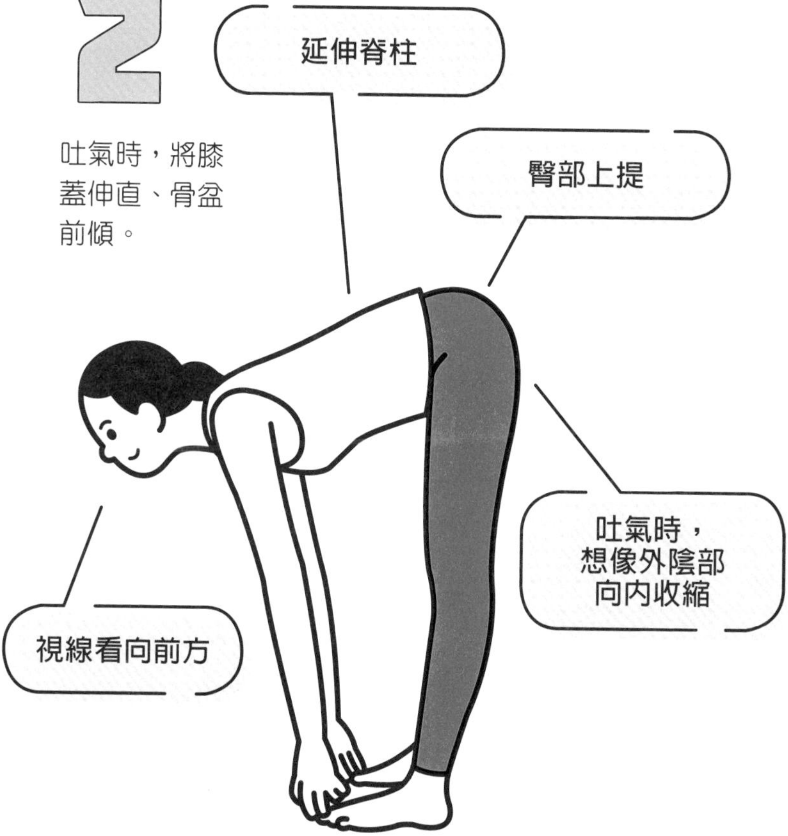
延伸脊柱
臀部上提
吐氣時，想像外陰部向內收縮
視線看向前方

如果握住雙腳大拇指則膝蓋無法伸直的人，
可以將手放在膝蓋上維持 10 秒鐘！

維持這個姿勢10秒鐘

從腹橫肌強化骨盆底肌

Z式伸展

1

跪姿預備，膝蓋打開與肩膀同寬。腳背貼在地面上。

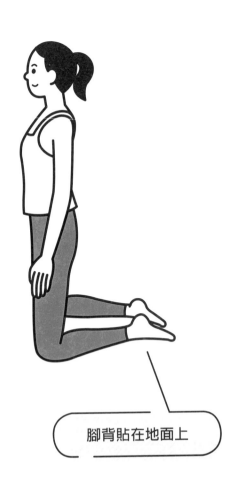

上半身向後傾斜時會對腹部施加壓力，使腹橫肌收縮，連帶強化骨盆底肌。

2

將雙臂舉至肩膀高度，手掌朝下。

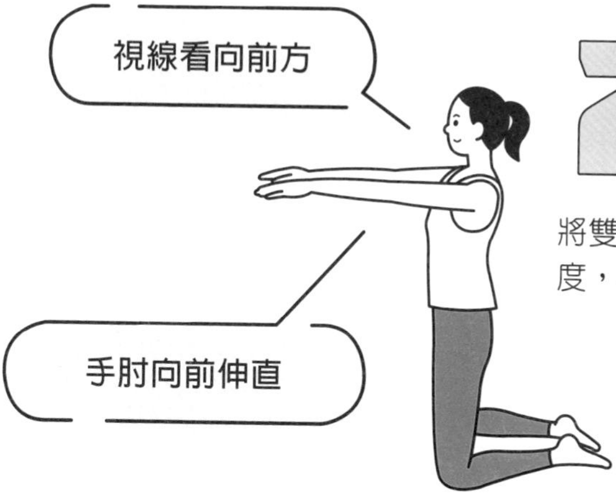
視線看向前方
手肘向前伸直

3

雙手位置保持不變，將重心轉移至背部。

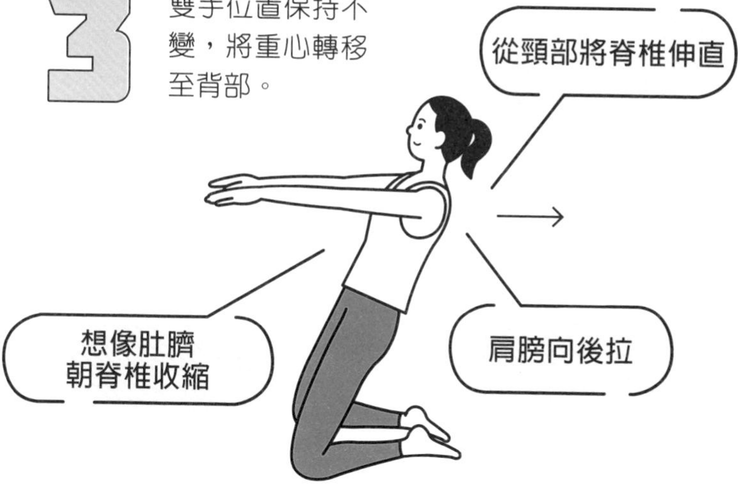
從頸部將脊椎伸直
想像肚臍
朝脊椎收縮
肩膀向後拉

維持這個姿勢10秒鐘

從多裂肌強化骨盆底肌

跳傘式

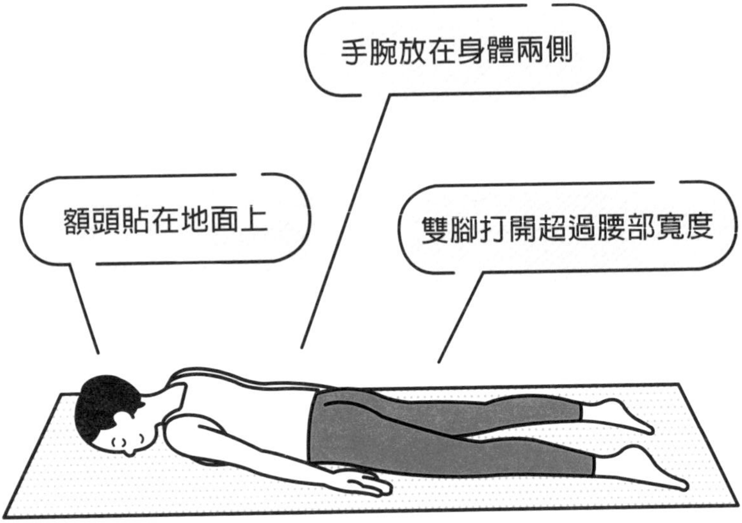
手腕放在身體兩側
額頭貼在地面上
雙腳打開超過腰部寬度

1 俯臥姿勢預備，將四肢伸直放鬆。

透過刺激多裂肌來鍛鍊骨盆底肌，具有提臀美背的效果。

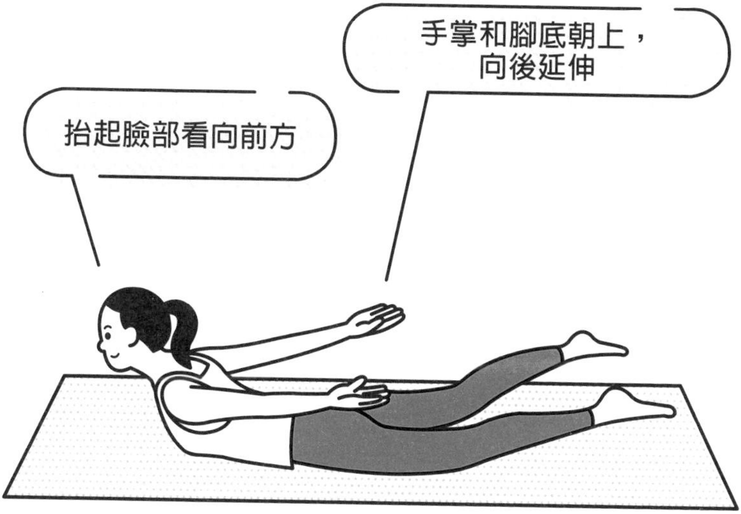

2 拱起背部，抬起右手和左腳保持平衡，接著抬起左手和右腳。

※ 腰痛的人請避免這個姿勢

維持這個姿勢10秒鐘

從大殿肌強化骨盆底肌

橋式

1

仰臥姿勢預備，膝蓋彎曲併攏。

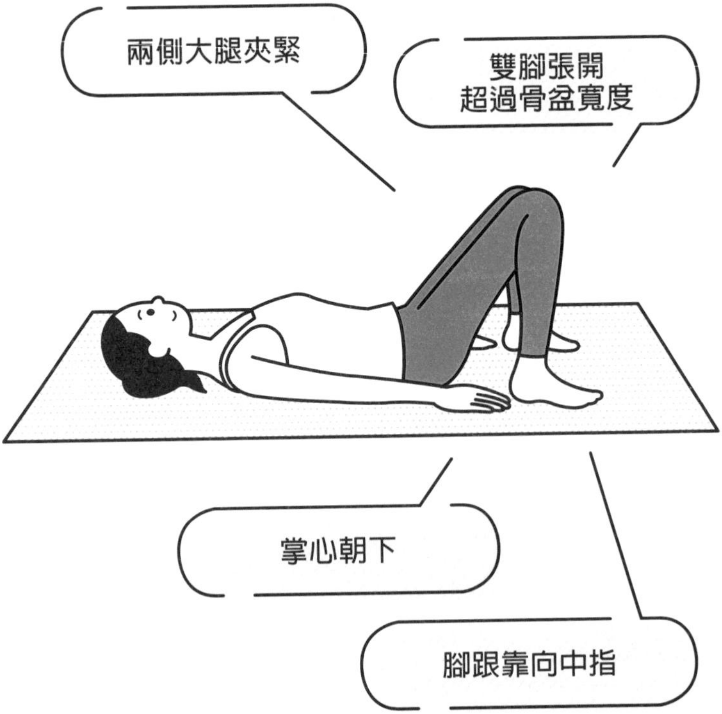
兩側大腿夾緊
雙腳張開
超過骨盆寬度
掌心朝下
腳跟靠向中指

同時訓練大殿肌和內收肌群，強化下半身。間接鍛鍊骨盆底肌。

2

抬起臀部，使肩膀和膝蓋呈斜直線。

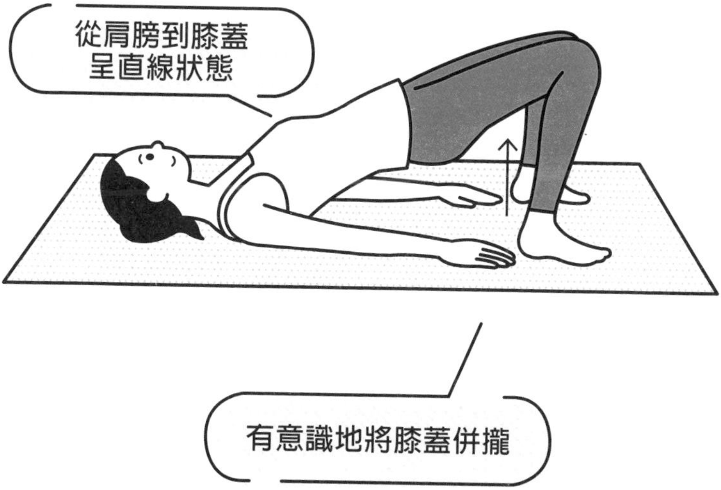
從肩膀到膝蓋
呈直線狀態
有意識地將膝蓋併攏

維持這個姿勢10秒鐘

鍛鍊軀幹調整身體平衡

鳥狗式

1

四足跪姿預備，手指平均地張開。

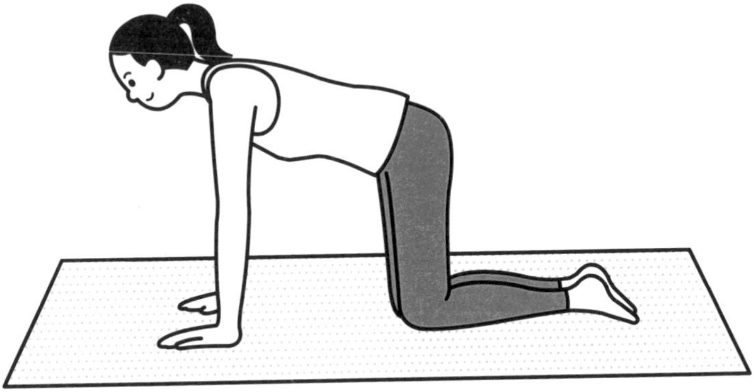

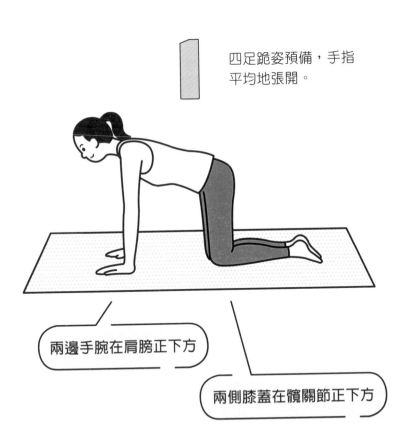

兩邊手腕在肩膀正下方

兩側膝蓋在髖關節正下方

保持不穩定的姿勢可以鍛鍊腹橫肌。培養平衡感，防止跌倒。

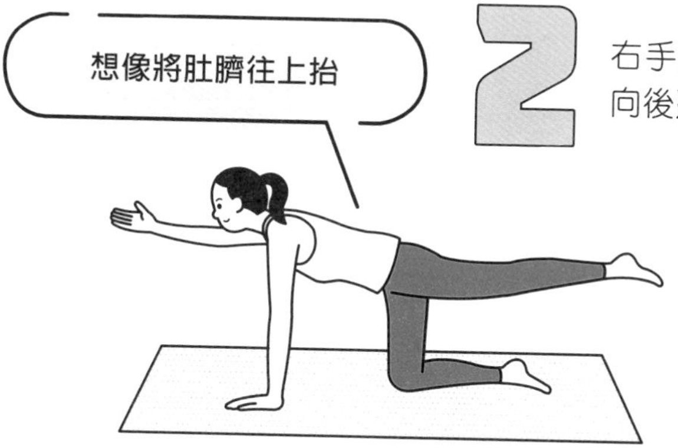
想像將肚臍往上抬

2 右手向前、左腳向後延伸。

3 右膝推向地板，抬起腳趾。伸直的手指和腳趾呈直線狀態。

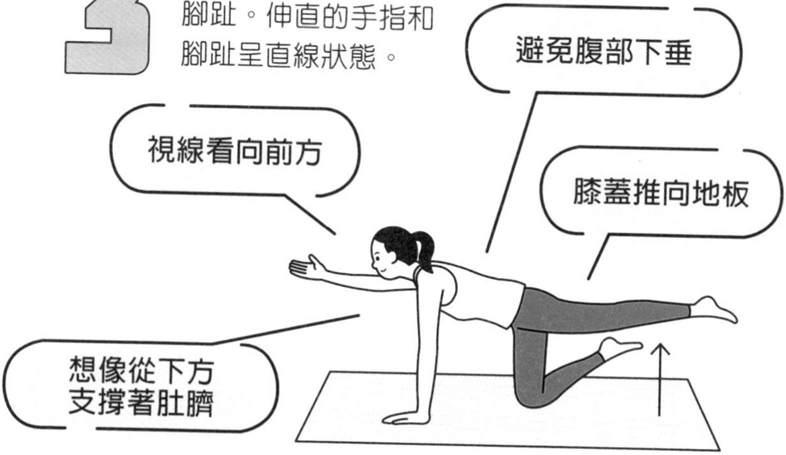
避免腹部下垂
視線看向前方
膝蓋推向地板
想像從下方
支撐著肚臍

維持這個姿勢10秒鐘，換邊後重複同樣動作

預防骨質疏鬆症

海豚樹式

1

立正姿勢預備。將兩側
腳跟併攏、腳尖張開。

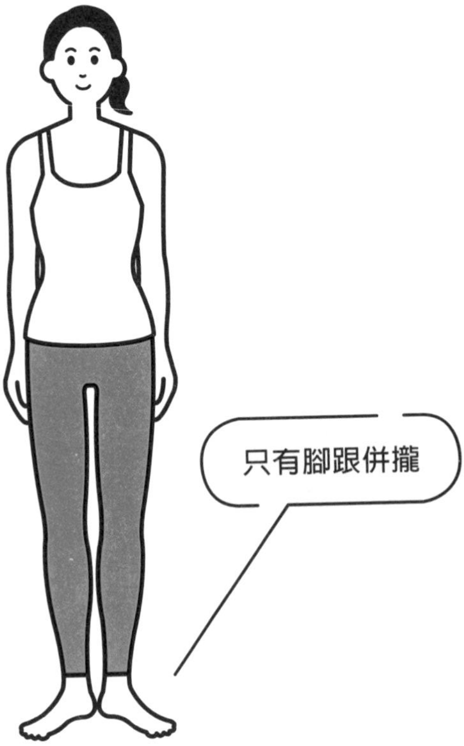

刺激內收肌群和骨盆底肌。踮起腳尖可以訓練軀幹、改善姿勢，使走路更輕鬆。

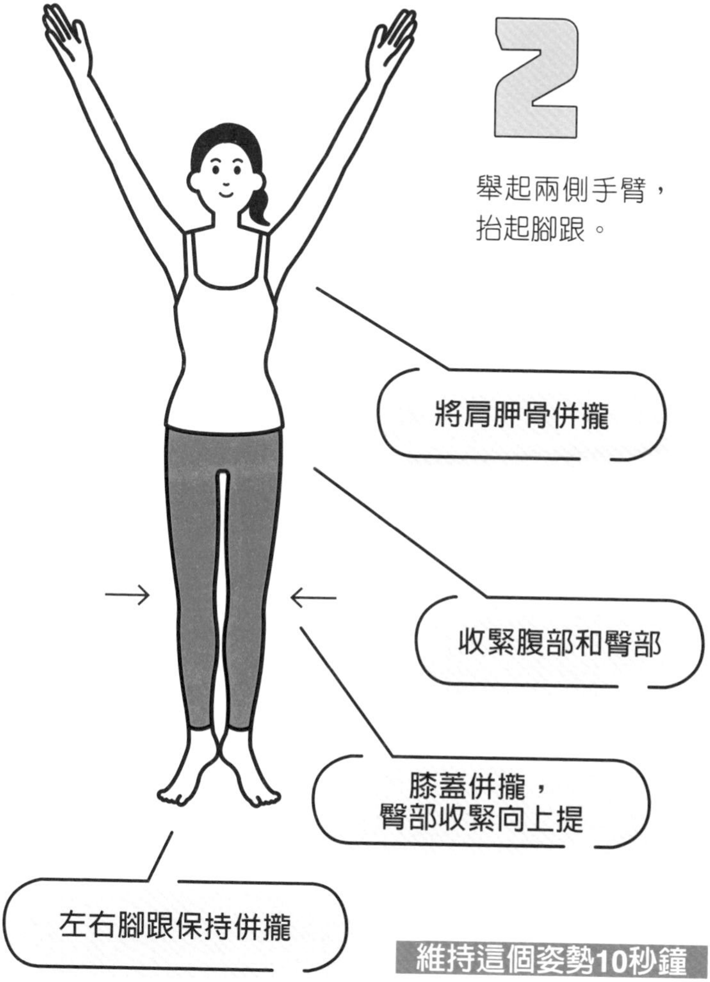
2
舉起兩側手臂，
抬起腳跟。
將肩胛骨併攏
收緊腹部和臀部
膝蓋併攏，
臀部收緊向上提
左右腳跟保持併攏
維持這個姿勢10秒鐘

預防骨質疏鬆症

上下活動腳跟

1

站姿預備，將雙手放在椅背上。

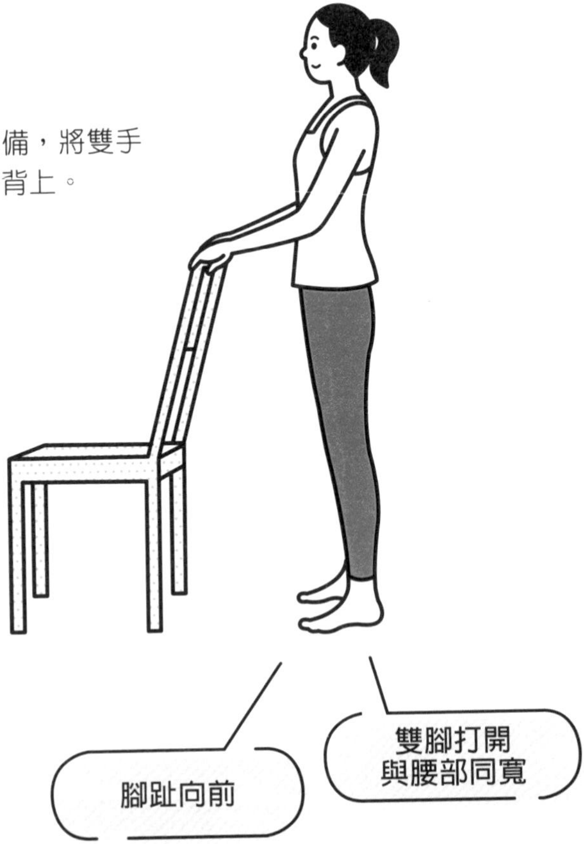

有節奏地將腳跟提起和放下， 對骨骼施加垂直的力量衝擊，藉以強化下半身骨骼。

2

抬起腳跟並且用力放下，藉此增加力量刺激。

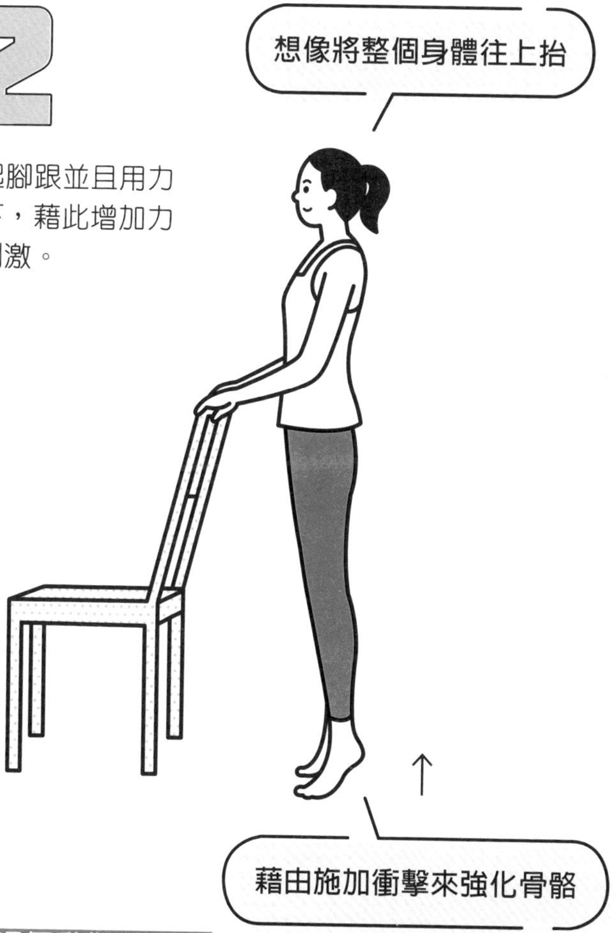
想像將整個身體往上抬
藉由施加衝擊來強化骨骼

重複這個動作10次

專欄 3

雌激素減少
引起手指不適

停經前後引起的手指麻痺、僵硬、指關節腫脹、變形，主要分為「希伯登氏結節」和「布夏氏結節」這兩種疾病。由於初期無法透過X光觀察到關節變形，因此經常被忽視。然而不及時治療會加劇變形，最後導致手指難以彎曲，影響到日常生活，因此在症狀惡化前提供適當處理很重要。這些手指不適症狀與雌激素減少有關，由於雌激素急遽減少，影響到保護關節和肌腱的潤滑液所造成。特別是身體末端的手指容易出現血液循環不良的狀況，加上日常生活中的使用頻率很高，因此容易產生不良影響。如果手指感到不適，請儘早前往「手外科」諮詢。

第 4 章

適當尋求婦產科協助的方法

荷爾蒙補充療法和中醫療法

治療方式有哪些？

如果想要立即治癒不適症狀，請前往婦產科！

進入40歲請尋求婦產科醫生協助

如果月經週期失調或是有令人擔心的更年期不適症狀，請先前往婦產科諮詢。

大多數的更年期不適症狀是由於卵巢無法製造雌激素所引起。因此，荷爾蒙補充療法（Hormone Replacement Therapy，HRT）的概念就是以人工方式添加缺乏的荷爾蒙。**荷爾蒙補充療法不僅可以顯著地減緩更年期不適症狀，還能幫助維持停經後的健康**。

此外，根據個人體質搭配中醫治療，可以有效地改善更年期症狀。針對失眠、頭暈、焦躁、憂鬱等精神症狀特別有效。

女性的身體會根據女性荷爾蒙的作用而產生動態變化。想要健康和快樂地度過停經後約40年的時間，那麼如何度過更年期就非常重要。擁有婦產科專長的家庭醫師，可以讓妳舒適地度過更年期後的熟齡人生。

更年期障礙治療圖表

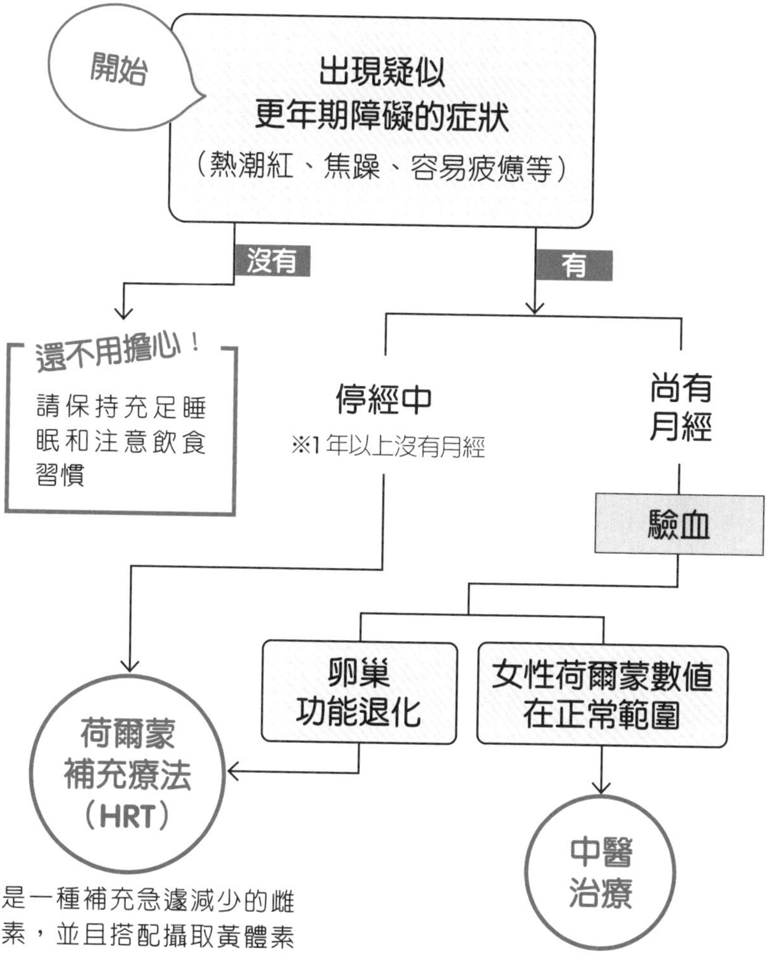

這是一種補充急遽減少的雌激素，並且搭配攝取黃體素的治療方式。然而不適用於患有子宮癌、乳癌、血栓、腦中風等對象。

使用多種中藥組合來調理冰冷、頭暈、熱潮紅、情緒低落等對應症狀。

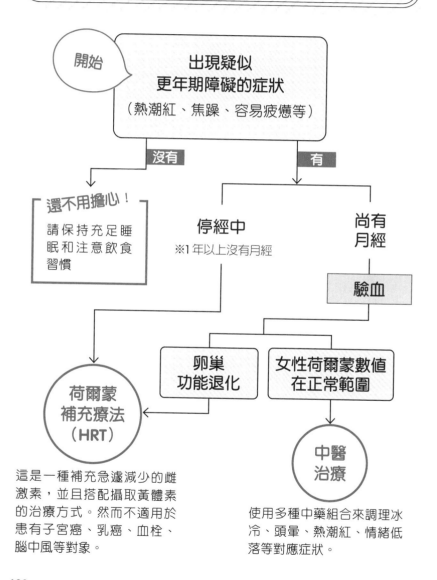

婦產科在決定治療方式之前會先進行下列診察：

◇諮詢・問診

首次就診需要填寫初診單和更年期指數檢測表（SMI，詳見P38），並且與醫師面談。除了告知肥胖或過瘦等目前擔心的問題，事先準備好月經週期、經期天數、最後的經期時間、過往病史、家族病史、服用中的藥物或營養保健品、近期的健康檢查結果等資料，可以使流程更順暢。此外，醫師也會確認是否患有甲狀腺疾病、糖尿病、肝臟疾病、腎臟病等慢性疾病或併發症。

◇檢查

問診時如果懷疑有更年期障礙，醫師會視需要進行下列檢查。

①內診

檢查子宮和卵巢的狀態。更年期對象也有罹患婦科疾病的風險，可以幫助儘早發現疾病。

②驗血

檢測血液中的女性荷爾蒙濃度，瞭解是否處於更年期。

・雌二醇（E2，雌激素數值）
・濾泡刺激素（FSH）
・黃體成長激素（LH）
還會檢查膽固醇、中性脂肪、肝功能和貧血等基本數值。

③乳癌檢驗

檢查是否罹患乳癌會進行觸診、乳房攝影和超音波檢查等。

④檢查是否罹患子宮內膜癌、子宮頸癌、卵巢癌、子宮肌瘤、子宮內膜異位症

爲了檢查是否有罹患婦科癌症的風險，醫師會進行超音波檢查和細胞採樣。確認是否罹患子宮肌瘤和子宮內膜異位症以及卵巢的狀態。

⑤檢查骨質密度

骨質密度和女性荷爾蒙也有密切的關係。使用雙能量X光吸收儀（DEXA，詳見P72）檢測骨量，低於正常值的70%便會診斷爲骨質疏鬆症。

一旦得知不適症狀是由於雌激素減少所引起，即可開始在婦產科接受治療。可以考慮荷爾蒙補充療法或中醫療法。

什麼是荷爾蒙補充療法？

安全地補充缺乏的女性荷爾蒙之「積極療法」

大約2個月可以改善九成的熱潮紅症狀

荷爾蒙補充療法（HRT）是針對因停經而減少的女性荷爾蒙（雌激素）予以補充的治療方式。提到使用荷爾蒙，很多人可能會感到排斥。

然而，實際上補充的雌激素是進入更年期後維持健康生活所需要的微小劑量，大約只有身體在經期時製造的三分之一。此外，相較於低劑量口服避孕藥（詳見P173）也是少量。**最低限度地補充雌激素，即可緩和更年期後急遽減少的分泌量，並且改善不適症狀。**

一般來說，針對熱潮紅、盜汗和心悸等因雌激素減少而直接產生影響的症狀，只要持續接受荷爾蒙補充療法2個月，據說可以改善約九成症狀。這是一種可以預期立即見效的治療方式。如果開始擔心更年期症狀，可以考慮使用荷爾蒙療法。

使用荷爾蒙補充療法舒緩症狀

透過荷爾蒙補充療法補充雌激素

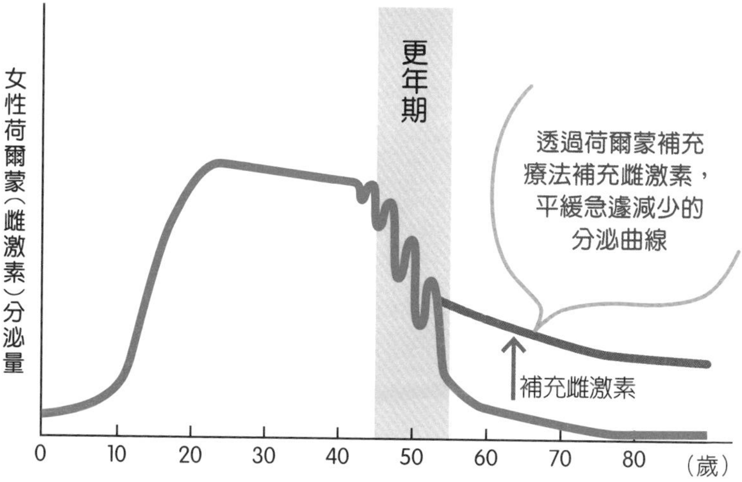

使用荷爾蒙的目的

20歲　30歲　40歲　50歲　60歲

低劑量口服避孕藥

目的是避孕和穩定月經週期，改善因荷爾蒙失調造成的不適。

荷爾蒙補充療法

停經前後轉換成荷爾蒙補充療法。由於只需要補充減少的荷爾蒙，劑量大約是低劑量口服避孕藥的五分之一，效果溫和。

中藥

根據個人狀態調整處方，可以緩和女性不適症狀，所有年齡皆適用。

荷爾蒙補充療法的優點

有效改善熱潮紅症狀、維持骨量和抗老化

減少異常發熱，使身體恢復滋潤和活力

荷爾蒙補充療法是藉由補充減少的雌激素，來改善身心不適的治療方式。**因此針對雌激素降低所引發的症狀特別有效。**

主要以下列3種症狀最爲有效：

①改善熱潮紅

針對發熱、盜汗、異常出汗等這些被統稱爲熱潮紅的症狀，大約2個月可以獲得改善。

②改善陰道萎縮、性行為疼痛

藉由改善陰道黏膜萎縮和滋潤陰道黏膜，減輕性行爲的疼痛感。

③預防骨質疏鬆症

藉由抑制破骨細胞作用來維持骨量。有助於改善關節軟骨磨損、骨骼變形、手指疼痛和腫脹、活動困難等退化性關節炎症狀。

荷爾蒙補充療法可以改善的前3名更年期症狀

第1名

改善發熱、盜汗、異常出汗等熱潮紅症狀

更年期早期出現的身體症狀可以有明顯改善。

第2名

改善陰道炎或性交疼痛

亦可使用陰道栓劑治療重點部位，效果明顯可見。

第3名

預防骨質疏鬆症

荷爾蒙補充療法可以預防骨質密度降低

還有下列其他效果

- 恢復動力
- 改善情緒低落
- 預防動脈硬化
- 保持肌膚潤澤
- 降低壞膽固醇
增加好膽固醇

變得
不易疲憊

變得
容易上妝

對於工作和
興趣都充滿動力！

＼荷爾蒙補充療法的好評，持續不間斷……！／

此外，荷爾蒙補充療法有望改善各種不適症狀。

◇**美化肌膚**

有研究顯示荷爾蒙補充療法對於肌膚狀態的益處。比較接受與未接受荷爾蒙補充療法的對象之皮膚狀態，發現前者的膠原蛋白含量保持在較好的狀態。

膠原蛋白有連接皮膚細胞的功能，但是會隨著年齡增長而減少，導致肌膚失去緊緻度。**雌激素可以增加膠原蛋白的含量。透過荷爾蒙補充療法添加雌激素，即可恢復肌膚表面的膠原蛋白含量，使肌膚恢復彈性。**

◇**改善失眠**

荷爾蒙補充療法對於改善失眠的效果較不顯著。然而，如果因爲盜汗導致半夜清醒，透過荷爾蒙補充療法減少出汗，便很有可能改善中途醒來的困擾。專家認爲由於熱潮紅獲得改善，可以降低中途醒來的頻率而睡得更好。

◇改善心理健康、恢復注意力

更年期特有的焦躁和憂鬱亦可透過荷爾蒙補充療法獲得改善。

雌激素有抗憂鬱的作用。更年期時雌激素的分泌急遽減少，導致精神不穩定，經常因爲瑣事感到焦躁或憂鬱。**透過荷爾蒙補充療法添加雌激素，可以穩定情緒、治療焦躁和憂鬱症狀**。

此外，雌激素與放鬆身心的副交感神經作用有關，使用荷爾蒙補充療法增添雌激素，可以穩定情緒、恢復注意力。

在沒有雌激素保護的歲月裡，善用荷爾蒙補充療法也是維持健康的一種方式。

預防
生活習慣病

避免年齡增長容易罹患的生活習慣病

預防骨折和牙周病，保持血管和大腦健康

荷爾蒙補充療法有望預防生活習慣病。

雌激素可以強健骨骼、保持血管彈性，以及抑制低密度脂蛋白（LDL）增加。由於停經後不再受到雌激素的保護，導致罹患骨質疏鬆症和動脈硬化的風險上升，採用荷爾蒙補充療法即可預防這些生活習慣病。

◇預防骨質疏鬆症

各位也許認為骨骼成形後就不會有所改變，事實上全身有部份的骨骼每天都在更新替換。

如果破骨細胞分解骨質與成骨細胞新生骨質的循環可以保持良好平衡，便能維持骨質密度。

然而，根據研究報告指出，接受荷爾蒙補充療法可以預防造成長期臥床的骨折發生。

接受荷爾蒙補充療法提升預防骨折的效果

停經前後骨質密度的變化

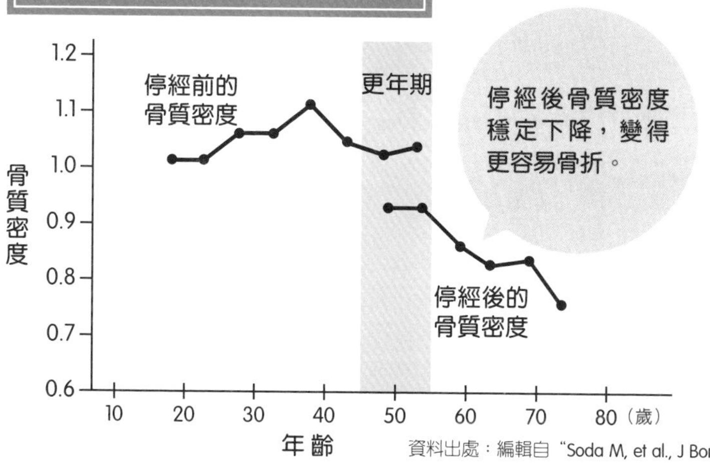

資料出處：編輯自"Soda M, et al., J Bone Miner Res 8（2）：183-189（1993）"

荷爾蒙補充療法預防骨折的效果

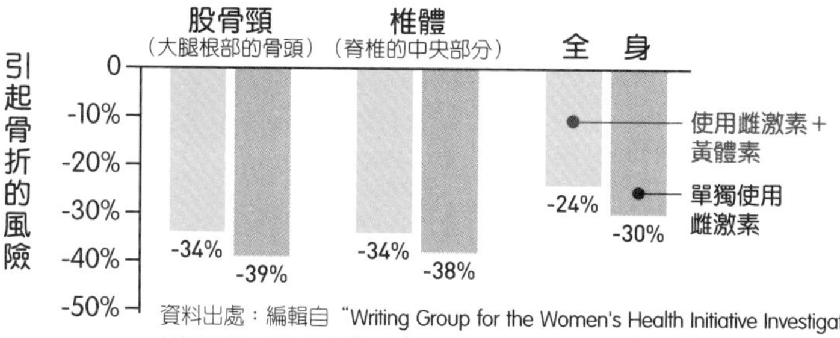

資料出處：編輯自"Writing Group for the Women's Health Initiative Investigators, JAMA 288：321-333（2002）, JAMA 291：1701-1712（2004）"

透過荷爾蒙補充療法降低股骨頸或脊椎骨折的風險。維持走路的能力，預防長期臥床。

破骨細胞的作用由雌激素所控制。當體內有雌激素時，可以維持骨質分解與新生的節奏。更年期後破骨細胞因爲雌激素減少分泌而變得活躍，導致骨質密度逐漸下降。結果造成骨骼脆化，形成骨質疏鬆症。

雖然接受荷爾蒙補充療法需要約2年的時間，不過可以增加骨質密度。之後繼續治療則可以抑制骨量流失的速度。

◇預防動脈硬化

雌激素可以降低壞膽固醇（LDL）並且促進好膽固醇（HDL）的作用。此外，一氧化氮（NO）是維持血管彈性的物質，由血管內皮細胞產生。雌激素可以保護血管內皮細胞、增加一氧化氮，幫助血管保持彈性。

更年期後血管因爲失去雌激素的保護而變得脆弱，透過荷爾蒙補充療法可以保持血管彈性。**此外，有研究報告指出荷爾蒙補充療法可以穩定血壓、改善血糖，有望全面性預防動脈硬化**。

◇預防牙周病

如同皮膚和其他黏膜，雌激素減少會讓口腔黏膜更容易乾燥，進而增加牙周病細菌生長的風險。有研究報告指出「荷爾蒙補充療法可以增加唾液分泌量，減輕口腔乾燥感」、「牙周病有顯著改善」。

此外，膠原蛋白是構成牙齦的成分。更年期時雌激素分泌量減少，膠原蛋白也跟著流失。透過荷爾蒙補充療法添加雌激素，可以增加膠原蛋白，有助於維持牙齦健康。另外有研究報告指出，荷爾蒙補充療法可以強化下顎骨質，使義齒更容易穩固。

◇可能降低罹患阿茲海默型失智症的風險

儘管相關研究還在進行中，有研究報告顯示荷爾蒙補充療法可以降低罹患阿茲海默型失智症的風險。然而，出現認知功能障礙後，即便接受荷爾蒙補充療法效果也很有限。

由此可見，荷爾蒙補充療法被認爲可以預防諸多疾病。

開始進行荷爾蒙補充療法之前

務必先確認慢性病和個人病史

確認沒有癌症和其他疾病再開始治療

在接受荷爾蒙補充療法之前，務必要先和醫師諮詢並且進行必要的檢查與慎重評估。**必須先在婦產科檢查，確認沒有子宮癌和乳癌等異常狀況後才能開始治療**。由於荷爾蒙補充療法所使用的女性荷爾蒙有導致疾病惡化或復發的風險，即便罹病超過十年也務必要告知醫師。

此外，患有子宮肌瘤或子宮內膜炎等對象，需要注意荷爾蒙補充療法可能會讓症狀更嚴重。陰道有不明原因和不正常出血者也無法接受這項治療。

另外有血栓症（詳見P158）、狹心症、心肌梗塞和腦中風病史的對象也不適用。罹患肝臟或腎臟疾病者、服用降血壓藥物者、正在接受胰島素治療的糖尿病患，以及患有乳房疾病者都要格外注意。

無法接受荷爾蒙療法和需要特別注意的對象

符合下列敘述者請向醫師諮詢

- □ 罹患乳癌、子宮癌、卵巢癌，或曾有相關病史和疑慮
- □ 罹患子宮肌瘤、子宮內膜炎、子宮腺肌症，或曾有相關病史
- □ 陰道有不正常的大量出血
- □ 罹患血栓症或曾有病史
- □ 具有肝臟、腎臟功能障礙
- □ 罹患狹心症、心肌梗塞、腦中風，或曾有相關病史
- □ 罹患高血壓、糖尿病
- □ 罹患乳房疾病

雖然大部分的女性都可以接受荷爾蒙補充療法，然而有可能因為個人的身體狀況而無法使用荷爾蒙。此外，如果目前有服用其他藥物，請務必告知醫師。另外，如果有懷孕的可能也不適用。罹患罕見疾病紫質症（porphyria）並且曾經急性發作者，也有可能不適用這項治療。

荷爾蒙補充療法的處方藥

瞭解處方藥的特徵，選擇容易長期使用的方法

基本方式是雌激素和黃體素兩者併用

荷爾蒙補充療法的主要治療方式是由醫師開立處方箋，讓患者自行使用荷爾蒙製劑。通常會使用雌激素和黃體素的組合。**如果單純補充雌激素會導致子宮內膜增厚，增加罹患子宮內膜癌的風險。**

處方藥包含內服藥（錠劑）和外用藥（貼片、凝膠或栓劑）等類型，主要有雌激素、雌激素＋黃體素和黃體素三個種類（詳見P156-157）。

大多數更年期症狀的治療都包含在健康保險的範圍。扣除醫療和檢查費用，一個月的藥物費用大約是一千至三千日幣。

可以依照自己的生活型態和目的選擇對應的藥物

錠劑

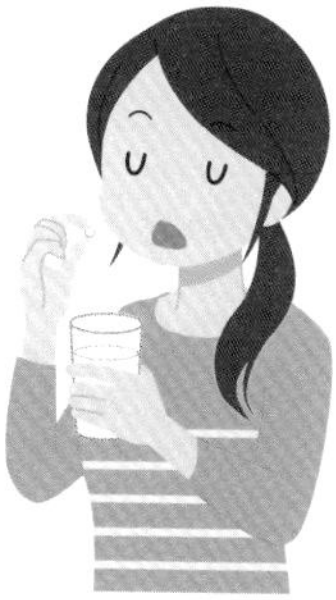

錠劑是內服藥品。可以簡單增加或減少藥量，只要輕鬆服用即可。然而不適合腸胃或肝臟虛弱者。

貼片

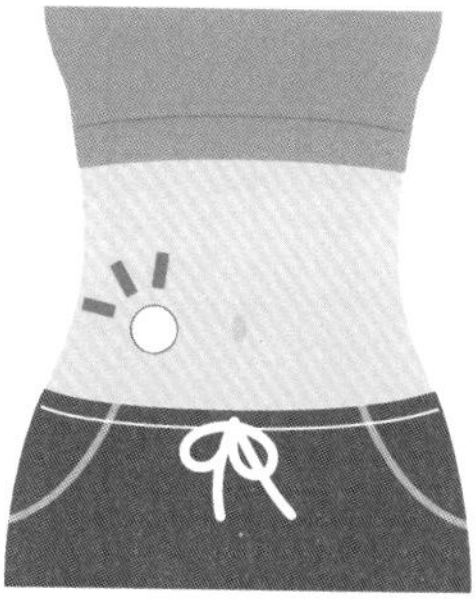

貼在皮膚上由血管直接吸收。希望減少腸胃或肝臟負擔的人大多會選擇此方式。

凝膠

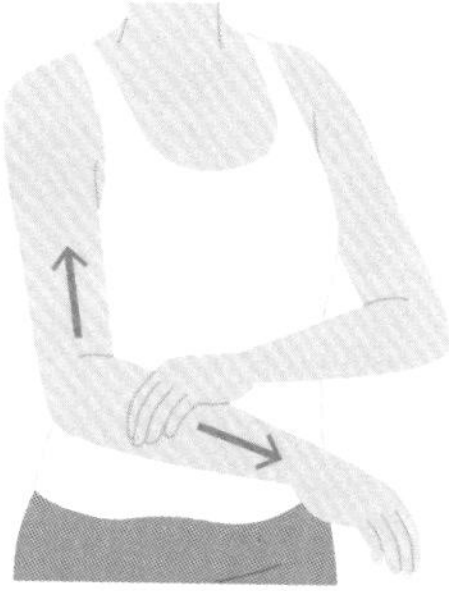

將凝膠或乳霜狀的藥物塗抹在皮膚上，經由血管吸收。這種方式也可以減少腸胃負擔。

栓劑

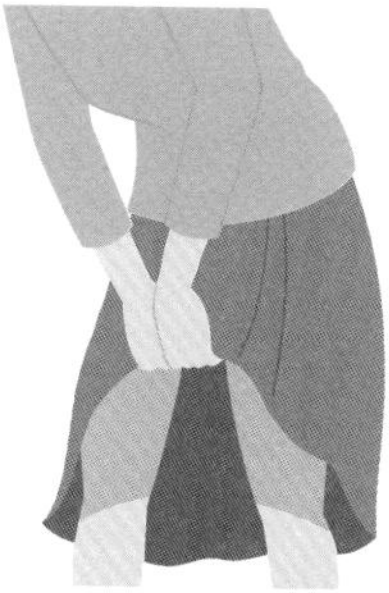

出現外陰部搔癢或乾燥、性行為疼痛等嚴重陰道症狀時的選擇。如果沒有其他全身性症狀，這種藥物的效果最好。

荷爾蒙補充療法使用的主要藥物

雌激素製劑

除了內服用的錠劑，還有皮膚貼片、肌膚凝膠等種類。

類型		有效成分	藥品名稱
內服藥	錠劑	結合型雌激素	普力馬林錠（Premarin）
		雌二醇	益斯得錠（Estrade） 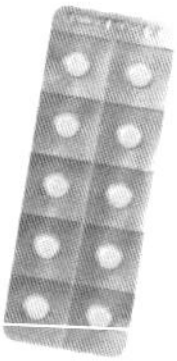 ©Synmosa
		雌三醇	雌三醇錠劑（Estriel*、Holin*）
外用藥	貼片	雌二醇	雌二醇貼片（Estrana Tape*） 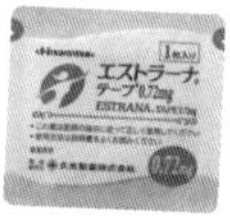
	凝膠	雌二醇	迪維舒凝膠（Divigel） 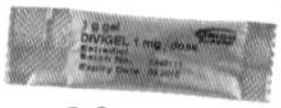 ©Synmosa 愛斯妥凝膠（Oestrogel） 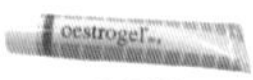 ©OEP
陰道栓劑	錠劑	雌三醇	雌三醇陰道栓劑（Holin V*） 雌三醇錠劑（Estriel*） 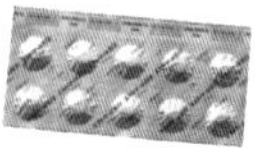

*台灣未進口藥物

雌激素＋黃體素混合劑

同時包含雌激素和黃體素兩種成分，特色是只要服用一種藥物即可。

類型		有效成分	藥品名稱
內服藥	錠劑	雌二醇、左炔諾孕酮（Levonorgestrel）	雌二醇左炔諾孕酮複合片（Wellnara*）
外用藥	貼片	雌二醇、醋酸乙炔類黃體酮（Norethisterone acetate）	醋酸乙炔類黃體酮複合貼片（Menoaid Combipatch*） 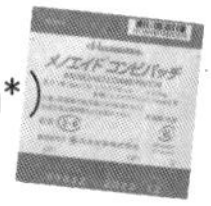

黃體素製劑

用於預防雌激素製劑造成的子宮內膜癌

類型	有效成分	藥品名稱
錠劑	醋酸甲羥孕酮（Medroxyprogesterone Acetate）	普維拉錠（Provera Tablets） 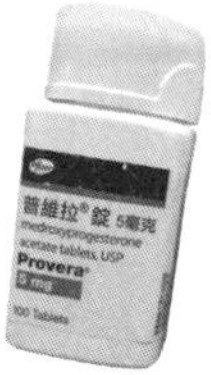 ©Pfizer Nerfin*、Progeston*、Medkiron*、Hysron H*
	地屈孕酮（Dydrogesterone）	得胎隆膜衣錠（Duphaston） 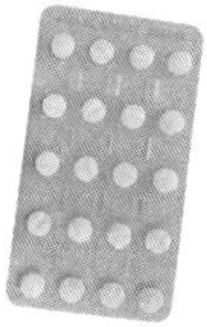 ©Abbott
子宮內投藥系統	左炔諾孕酮（Levonorgestrel）	蜜蕊娜（Mirena）

適當選擇藥物的方式

預防血栓症，注意用藥安全

推薦使用方便的多合一皮膚貼片

決定荷爾蒙補充療法所使用的藥物種類和劑量之前，**需要先考慮年齡、症狀、有無月經、有無子宮（是否曾經動手術摘除子宮）、停經與否、停經年數、是否有慢性病和個人病史等因素。**

每一種處方藥皆有以下特點。

口服藥是經由口腔通過食道和胃部，接著移動至腸道，最後抵達肝臟由血液吸收。由於過程中有某些成分會被分解，最後攝入的女性荷爾蒙濃度有可能會降低。

此外，無可否認的是肝臟在分解口服藥時產生的代謝物質，有可能是導致荷爾蒙補充療法血栓症副作用的原因。

血栓症是由於肥胖、吸菸、下半身血液循環不良、血脂異常、糖尿病、動脈硬化等慢性病導致血液中形成血栓（血塊），進而阻塞血管或隨著血液流至其他部位（大腦或心臟）所引起的器官障礙。

當經由荷爾蒙補充療法攝入的雌激素被肝臟分解時，會促進凝血物質的形成，進而提升血栓症的風險。

這種情況下，**可以選擇不會通過肝臟，而是經由皮膚吸收的貼片或凝膠等藥物，降低血栓症的風險**。外用藥的成分可以經由皮膚吸收，直接從血管運送至全身。由於藥物不會被肝臟分解，對其造成的負擔比口服藥小。

然而，分析口服藥導致血栓症的風險比例，介於50歲的女性每一千人會有大約1.1人發生血栓症；介於60歲的女性每一千人則有大約1.6人發生血栓症。因此，可以判斷口服藥對於無肥胖、吸菸或慢性病等低血栓症風險者沒有問題。由此可知，雖然雌激素製劑有多種選擇，不過黃體素製劑基本上是口服藥。

口服藥或凝膠通常是每日使用1次，貼片則是每2-3天進行更換。請確認正確的使用方式，保持用藥安全。

然而，外用藥對於皮膚敏感者而言，容易產生過敏或出疹等發炎現象，容易脫落也是缺點。

由於貼片要持續使用2-3天，經常脫落會導致藥物吸收不均勻，某些情況下可能會出現不正常的出血。這種時候需要更換成塗抹型的凝膠或口服藥。

為了防止忘記用藥，每天請在固定的時間進行。如果當時忘記用藥，請在發現後立即使用。

假使發現忘記用藥的時候很接近下次用藥的時間，請跳過忘記的劑量，並且在下次用藥時間攝取原本的固定劑量。

即使忘記用藥，切勿一次服用兩倍劑量。使用兩倍劑量不僅無法期待效果加倍，反而會提高副作用的風險。

下面會介紹主要的處方箋範例，然而治療更年期障礙最重要的是能否持續執行。請務必向主治醫師諮詢，找到適合自己生活型態的最佳方式。

【處方箋範例1】雌激素＋黃體素混合劑（醋酸乙炔類黃體酮複合貼片）

【處方箋範例2】雌激素製劑（雌二醇貼片）＋黃體素製劑

【處方箋範例3】雌激素製劑（雌二醇片）＋黃體素製劑

【處方箋範例4】雌激素製劑（雌三醇陰道栓劑）＋黃體素製劑

【處方箋範例5】雌激素製劑（迪維舒凝膠）＋黃體素製劑

【處方箋範例6】雌激素製劑（雌二醇凝膠）＋黃體素製劑

此外，如果有其他藥物要和荷爾蒙補充療法的藥物一起使用，請務必向醫師諮詢。

大多數的藥物都可以和荷爾蒙補充療法一起使用，例如中藥或精神藥物經常共同服用。**治療的過程也有可能同時調整藥物的種類或劑量等**。無論是何種情形，執行前請先諮詢醫師。

順帶一提，因爲子宮肌瘤等原因而切除子宮的女性，由於沒有罹患子宮內膜癌的風險，可以單獨使用雌激素製劑。

用藥方式

可以控制出血的兩種用藥方式

如果停經1年以上，使用連續性合併型療法比較容易持續

荷爾蒙補充療法的用藥方式主要有兩種：①連續性合併型（不停藥的方式）、②週期性順序型（停藥的方式）。

雌激素雖然可以減緩更年期的不適症狀，然而雌激素也有讓子宮內膜增厚的作用，單獨使用會增加子宮內膜癌的風險。因此必須結合黃體素製劑，以人工方式抑制子宮內膜增厚，降低罹患子宮內膜癌的風險。

這兩種用藥方式的差異在於黃體素的使用方法。

通常停經超過1年以上的對象會建議使用方式①，停經前和停經1年內的對象則建議使用方式②。主要的考量是要控制荷爾蒙補充療法常見的副作用，即爲陰道出現月經以外的不正常出血。

用藥方式主要有兩種

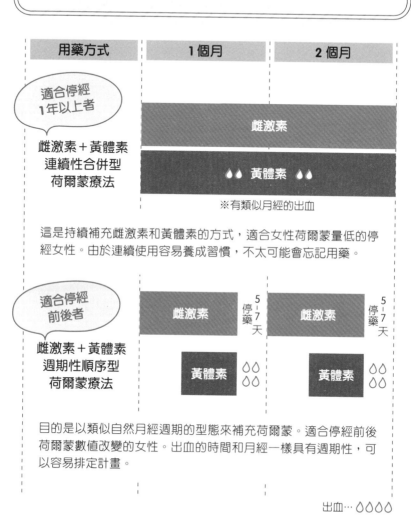

用藥方式	1個月	2個月

適合停經1年以上者

雌激素＋黃體素連續性合併型荷爾蒙療法

※有類似月經的出血

這是持續補充雌激素和黃體素的方式，適合女性荷爾蒙量低的停經女性。由於連續使用容易養成習慣，不太可能會忘記用藥。

適合停經前後者

雌激素＋黃體素週期性順序型荷爾蒙療法

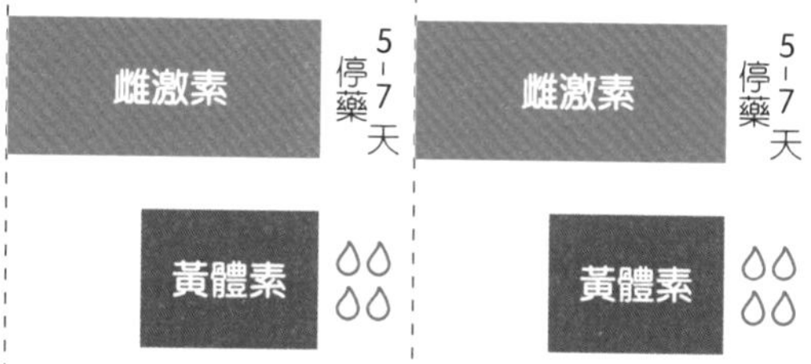

目的是以類似自然月經週期的型態來補充荷爾蒙。適合停經前後荷爾蒙數值改變的女性。出血的時間和月經一樣具有週期性，可以容易排定計畫。

出血…

雖然荷爾蒙補充療法的主要藥物是雌激素，然而有子宮的女性單獨使用雌激素會有罹患子宮內膜癌的風險。因此，為了降低風險必須搭配使用黃體素製劑。

①連續性合併型的荷爾蒙療法

每天連續同時使用雌激素和黃體素，不會停藥的方式。當人工增厚的子宮內膜累積至一定程度，大約半年會有預期外的出血，不過會逐漸減少，不用擔心。

特色是使用方式簡便，不太容易忘記用藥，容易管理。由於持續補充黃體素，因此具有高效預防子宮內膜癌的優點。

停經超過1年以上的女性建議使用此種方式。

②週期性順序型的荷爾蒙療法

這個方式是在前半個月（約10-12天）每天單獨服用雌激素，接著後半個月（約10-12天）合併使用雌激素和黃體素，最後的5-7天則停藥。**適合停經前至停經1年內的女性使用**。

在固定期間內合併使用雌激素和黃體素會導致定期出血，可以避免非預期的出血狀況。

透過設定停藥期間，每個月會有幾天出現月經般出血，進而避免子宮內膜增厚、預防子宮內膜癌。

單獨使用雌激素的期間子宮內膜會稍微增厚，後半個月使用的黃體素可以保護增厚的子宮內膜。當黃體素製劑的用藥期間結束會進入停藥期，接著會出現月經般的出血。停藥期間由於體內荷爾蒙量急劇減少，子宮無法保護子宮內膜進而產生出血。這是爲了定期產生出血，類似人體荷爾蒙分泌機制的用藥方式。

停經前後的時期，卵巢功能雖然已經衰退，但還是會分泌少量荷爾蒙，子宮內膜對於荷爾蒙製劑也有敏感的反應。如果在這個時期開始進行荷爾蒙補充療法，持續以荷爾蒙製劑帶來刺激，會導致子宮內膜剝落，出現不定期的間斷性不正常出血。這種出血會突然開始，間斷性地持續數週，並且無法預測和控制。許多人因爲這種「無法預測何時會出血」的煩惱而停止使用荷爾蒙補充療法。

順帶一提，這種方式雖然是由陰道出血，實際上是以人爲方式將體內的荷爾蒙環境維持在類似月經的狀態，不同於排卵形成的月經，因此停經後沒有懷孕的可能。

開始荷爾蒙補充療法的方式

以荷爾蒙補充療法縮短雌激素中斷的時間

開始治療的最佳時機是在停經前後

開始進行荷爾蒙補充療法的最佳時間點是停經前或停經後初期。在這個雌激素快速減少的時期會很容易感受到強烈不適，然而使用荷爾蒙補充療法也可以容易看到效果。

此外，早期使用荷爾蒙補充療法可以預防動脈硬化。前面提到雌激素有預防動脈硬化的功能，停經後由於雌激素分泌量減少，很容易發生動脈硬化。**在停經前或停經後立即進行荷爾蒙補充療法，可以縮短雌激素分泌量中斷的期間、預防動脈硬化、保持血管彈性，亦能預防骨質疏鬆症。**還可以期待防止皮膚萎縮、維持肌膚彈性，達到抗老化的效果。**通常建議在停經5年以內開始接受荷爾蒙補充療法。**

即便尚未停經，當月經週期變得不規律、出現更年期症狀、濾泡刺激素（FSH）數值上升，爲了治療這些症狀而採用荷爾蒙補充療法也沒問題。更年期時由於雌激素濃度的波動很大，即便雌激素分泌量沒有減少，但是濾泡刺激素數值上升，亦可開始進行荷爾蒙補充療法。

然而，雖然雌激素的分泌量減少，但是卵巢本身還是會持續分泌，因此會與荷爾蒙補充療法添加的雌激素相互作用，容易出現非預期的出血。

另一方面，國外有研究報告指出**從60歲以上或停經超過10年後才開始進行荷爾蒙補充療法，恐怕會增加狹心症和心肌梗塞等疾病的風險**。

不過，如果事先檢查屬於動脈硬化或血栓症低風險者，停經超過10年還是可以根據醫師的判斷開始進行荷爾蒙補充療法。

荷爾蒙補充療法的用藥方式會依據個人的年齡、症狀、有無月經、停經年數、有無子宮和生活型態等做選擇。請向醫師諮詢選擇最適合自己的方式。

持續進行荷爾蒙補充療法的安全方式

透過定期檢查和健康管理，可以持續進行一生

可以根據症狀停止或恢復治療

如果要持續進行荷爾蒙補充療法，需要經過以下流程：

①觀察治療狀況

由醫師確認更年期症狀的變化和有無副作用等情形，視需求調整藥物種類或用藥時間。

②定期接受檢查再繼續治療

確保每年定期接受檢查，其中包含乳癌和子宮頸癌的項目。根據身體和症狀的變化，調整藥品種類、劑量、用藥方式或時間。

③判斷繼續或停止療程

如果沒有嚴重的不適症狀，認爲不需要再進行荷爾蒙補充療法，可以就此終止療程。

通常開始進行荷爾蒙補充療法經過數個月後症狀就會有所改善，這個時候可以停止療程，

並且觀察身體狀況，如果不適症狀再次出現，可以重新開始荷爾蒙補充療法。

如果持續治療發現不適合自己，可以向醫師諮詢隨時停止治療。從荷爾蒙補充療法轉換成中醫治療也沒問題。此外，隨著年齡增長，當身體逐漸適應雌激素減少的狀態，不適症狀通常會跟著消退，這個時候也可以停止治療。

順帶一提，有種說法是「荷爾蒙補充療法的使用期間以5年爲限」。雖然說持續進行荷爾蒙補充療法超過5年，可能會稍微增加乳癌風險（詳見P170），然而更年期也是容易罹患生活習慣病或子宮內膜癌的時期。

如果想要透過荷爾蒙補充療法穩定地維持年老的身體狀況，經過觀察和定期健康檢查，做好自我健康管理，便可以長期執行。

近年來發現進行荷爾蒙補充療法超過5年，可以有效預防動脈硬化、狹心症、心肌梗塞等疾病。

有鑒於延長治療期間可以獲得這些好處，各位在決定要停止、恢復或是繼續荷爾蒙補充療法前，請務必向醫師諮詢。

荷爾蒙補充療法的副作用和罹癌風險

從最新研究瞭解荷爾蒙補充療法與癌症的相關性

定期進行婦科檢查預防癌症

荷爾蒙補充療法的副作用有不正常出血、乳房漲痛、腹部脹氣和頭痛等。這些症狀通常持續進行荷爾蒙補充療法會逐漸消退，也可以透過調整用藥方式和劑量減輕不適，因此最好向醫師諮詢。

持續進行荷爾蒙補充療法讓人感到擔心的就是罹患乳癌、子宮內膜癌和卵巢癌的風險。從結論來說，研究結果顯示接受荷爾蒙補充療法的女性，每一千人會有低於1人的機率罹患乳癌。另外有數據顯示未接受荷爾蒙補充療法的女性，在一年之內每一千人會有3人會罹患乳癌；接受荷爾蒙補充療法一年的女性，每一千人罹患乳癌的比例有3.8人。**然而這樣的機率相當於飲酒、肥胖、吸菸等生活習慣因素帶來的風險，甚至是更低**。此外，綜合其他研究報告的結果進行驗證，使用荷爾蒙補充療法的結論是：**合併使用雌激素和黃體素**

的情況下，未滿5年不會顯著增加罹患乳癌的風險。

針對子宮內膜癌的部分，由於合併使用黃體素可以保護子宮內膜，執行週期性順序型的荷爾蒙補充療法長達5年者，未觀察到罹癌風險提升。**此外，使用連續性合併型的荷爾蒙療法不會增加罹患子宮內膜癌的風險，因此可以得知具有預防子宮內膜癌的效果。**

另外，罹患子宮頸癌的風險會根據病變的部位而有所不同。雖然沒有觀察到與鱗狀細胞癌的關聯性，有研究認爲持續使用荷爾蒙補充療法超過5年，可能會增加罹患腺癌的風險。

關於卵巢癌的風險，有研究報告指出持續使用荷爾蒙補充療法越久，罹癌的風險就越高，機率大約是千分之一。

另外，必須要注意癌症的遺傳風險。除了每年定期進行癌症檢查，如果母親、祖母、姊妹等近親曾經罹患婦科的癌症，遺傳風險就會很高。請與醫師諮詢，並且愼重考慮是否要開始或繼續進行荷爾蒙補充療法。

如何安全和安心地持續進行荷爾蒙補充療法

開始進行後的小困擾

陰道不規則出血、腹部和乳房有腫脹感。持續治療後大部分會逐漸減輕。持續治療可以藉由調整用藥來改善副作用。

- 陰道不規則出血
- 腹部脹氣
- 乳房腫脹
- 浮腫

持續治療的可能風險

血栓症

肥胖或高齡者在開始進行荷爾蒙補充療法後，風險會稍微提升。

腦中風

高血壓患者的風險會稍微提升。如果藥物中的雌激素含量較多也會稍微提高風險。

心肌梗塞

沒有研究數據指出在未滿 60 歲並且停經 10 年內開始進行荷爾蒙補充療法治療會增加心肌梗塞的風險。

乳癌

國外的研究報告指出合併使用雌激素和黃體素的荷爾蒙補充療法會稍微增加乳癌風險。然而這個機率相當於不良生活習慣所造成的風險，甚至是更低。

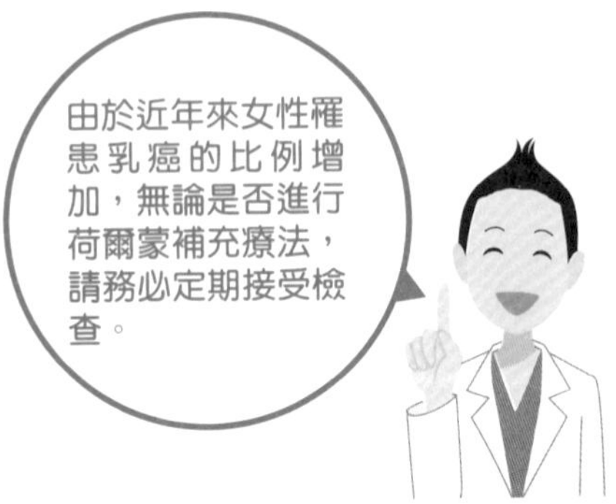
由於近年來女性罹患乳癌的比例增加，無論是否進行荷爾蒙補充療法，請務必定期接受檢查。

關於口服避孕藥

更年期治療以不使用口服避孕藥為原則

50歲以後轉換成荷爾蒙補充療法

口服避孕藥（oral contraceptive，OC）是藉由抑制排卵，使子宮內膜難以著床，進而達到促進避孕效果的避孕藥。針對月經失調、經痛、經前症候群（premenstrual syndrome，PMS）、經前不悅症（Premenstrual dysphoric disorder，PMDD）等生理期困擾，婦產科會使用和口服避孕藥有所區別，但是成分相同的低劑量雌激素和黃體素合併藥劑（LEP）進行治療。

口服避孕藥含有雌激素和黃體素，供經期女性使用。雖然荷爾蒙的含量低，然而這是與其他避孕藥相比的結果。口服避孕藥所補充的雌激素量是荷爾蒙補充療法標準劑量的5－6倍（50μg），對於40歲以上的女性來說含量過高。**此外，40歲以下開始服用會增加血栓症的風險，因此通常不建議使用口服避孕藥來治療更年期障礙。**

再者，口服避孕藥與荷爾蒙補充療法所含的雌激素和黃體素比例不同。口服避孕藥以黃體素爲主，荷爾蒙補充療法則是以雌激素爲主。因此使用荷爾蒙補充療法治療更年期症狀會比口服避孕藥有效。

另外，由於口服避孕藥的荷爾蒙活性是荷爾蒙補充療法的6倍以上，隨著年齡增長會提高罹患血栓症的風險。因此，建議在45-50歲邁入更年期時，轉換成荷爾蒙療法。

如果經檢查爲血栓症低風險者，可以持續使用口服避孕藥至50歲或停經爲止。

然而，由於使用口服避孕藥的人是以藥物控制經期，無法得知什麼時候停經。因此如果超過45歲，建議在停藥期間進行驗血，確認自己的荷爾蒙數值。檢查結果如果顯示卵巢功能衰退，請向醫師諮詢轉換成荷爾蒙補充療法。

荷爾蒙補充療法的藥效比口服避孕藥溫和

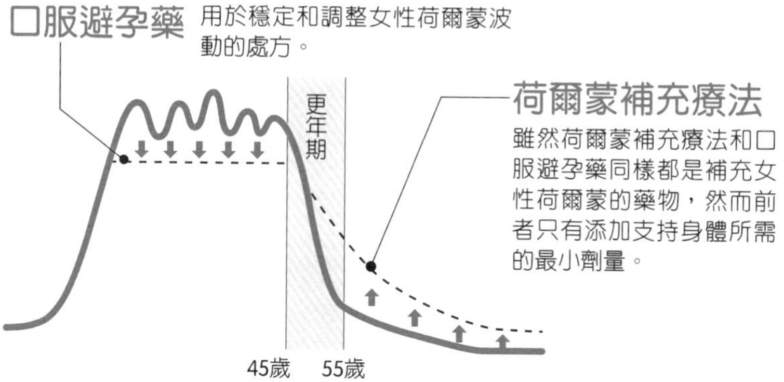
口服避孕藥
用於穩定和調整女性荷爾蒙波動的處方。
更年期
荷爾蒙補充療法
雖然荷爾蒙補充療法和口服避孕藥同樣都是補充女性荷爾蒙的藥物，然而前者只有添加支持身體所需的最小劑量。
45歲
55歲

口服避孕藥和荷爾蒙補充療法的不同

	口服避孕藥	荷爾蒙補充療法
藥物成分	雌激素＋黃體素合併藥劑	雌激素製劑＋黃體素製劑
適用對象	有月經和停經前的女性	雌激素分泌量減少、停經後的女性
使用目的	避孕、治療經痛和子宮內膜異位、改善經前症候群和經前不悅症等	改善更年期不適，治療停經後因雌激素減少導致的骨質疏鬆症等
作用	抑制排卵的同時，使子宮內膜變薄、不利著床，減輕經期不適。由於這兩種女性荷爾蒙的每日變化較少，進而改善不適症狀。	稍微補充因年齡增長而流失的雌激素，緩和更年期症狀。
雌激素補充量	50μg（荷爾蒙補充療法的5-6倍）	低於停經前雌激素量的0.25-0.5倍
藥物形狀	藥錠	藥錠、貼片、凝膠、陰道栓劑

其他
治療方式

在停經前植入子宮內避孕器

最久可以裝5年的蜜蕊娜（Mirena）

治療更年期障礙可以使用稱作子宮內投藥系統（Intrauterine System，IUS）的避孕器。產品名稱爲蜜蕊娜（Mirena），一種大小約2公分的儀器。

蜜蕊娜在植入子宮後會逐漸釋出黃體素，避免子宮內膜增厚，達到避孕效果。此外，它可以有效緩解經血過多和經痛症狀，因此在日本屬於保險給付的藥品。在月經規律時植入蜜蕊娜，可以減少經痛和出血量。此外，由於可以抑制子宮內膜增厚，亦可降低子宮內膜癌的風險。

蜜蕊娜需要由婦產科醫師進行植入。首先要檢查子宮位置、大小、骨盆內的器官狀態等，並且確認沒有懷孕和性傳染病。

接著會消毒子宮口，以細長、柔軟的塑膠管將蜜蕊娜植入子宮。完成後必須定期回診確認蜜蕊娜的位置。

雖然蜜蕊娜在日本最初是自費的避孕方式，然而如果用於治療經血過多和經痛也適用於保險給付。由於子宮內的蜜蕊娜會釋放黃體素，亦可用於荷爾蒙補充療法。

如果在月經規律期間植入蜜蕊娜，當更年期症狀出現時，雌激素只要使用貼片或藥膏，即可簡便地持續補充。此外，一旦植入蜜蕊娜，在停經前效果可以長達5年。

更年期的中醫治療

根據體質溫和地改善心理不適的中醫治療

可以舒緩多種症狀，並且與荷爾蒙補充療法併用

根據資料顯示，實際上有超過97%的婦產科醫師會使用中藥治療更年期症狀。中醫療法與荷爾蒙補充療法同爲主要的治療方式。

雖然荷爾蒙補充療法可以有效地改善雌激素不足引發的不適症狀，**然而中醫的專長是針對焦躁、憂鬱、倦怠、頭痛和夜間中途醒來等廣泛的無特定症狀和心理不適。**

中藥，亦稱做「生藥」，是由自然界中含有藥效的數種植物或礦物調配製成。因此一種中藥可以治療多種症狀。

中藥可以和荷爾蒙補充療法合併使用。舉例來說，主要有熱潮紅困擾的女性會先使用荷爾蒙療法，之後如果有其他症狀再搭配中藥協助。

中藥處方的思考邏輯與我們熟悉的西藥不同。從中醫觀點來看，身心的不適症狀是由於「氣、血、水失去平衡」。雖然肉眼無法看到「氣」，然而氣是生命的能量，在體內以恆定速度循環。「血」就是血液，可以將營養物質和氧氣運送至全身。「水」是血液以外的水分，亦稱做「津液」，可以滋潤全身。此外，中醫將具有生殖能力和代謝體內多餘物質的器官稱爲「腎」。腎也象徵著生命力和青春。

在女性荷爾蒙減少的更年期，會出現氣血不足和新陳代謝變差的現象，加上腎功能衰退，因此會出現許多不適症狀。這種以中醫獨特觀點來解釋的體質叫做「證候」。

證候當中有體力者爲「實證」，無體力者爲「虛證」，介於兩者之間則爲「中間證」。在中醫裡根據個人體質選擇合適的藥物非常重要，因此中醫師會仔細診斷患者的症狀再開立處方。

由於自我檢測可以大概掌握個人的體質，一起來瞭解自己是何種體質吧（詳見P180）！

選擇中藥前的自我類型診斷

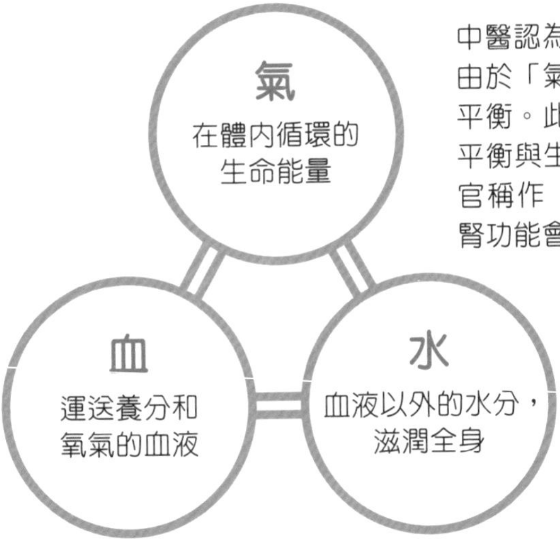
氣
在體內循環的
生命能量
血
運送養分和
氧氣的血液
水
血液以外的水分，
滋潤全身

中醫認為出現身心症狀是由於「氣、血、水」失去平衡。此外，掌管荷爾蒙平衡與生殖泌尿系統的器官稱作「腎」，更年期時腎功能會衰退。

你是哪一種體質？

充滿元氣

「實證」型

- ☐ 充滿體力
- ☐ 體型結實
- ☐ 喜歡生冷食物
- ☐ 腸胃強壯
- ☐ 容易便秘

容易疲勞

「虛證」型

- ☐ 容易感到疲憊
- ☐ 很少有肌肉
- ☐ 手腳冰冷和畏寒
- ☐ 腸胃虛弱
- ☐ 容易腹瀉

勾選的項目越多便是此種體質。兩邊數量相同者為「中間症」型，屬於最理想的體質。

治療更年期症狀的代表性中藥是「加味逍遙散」。「逍遙」有悠哉漫步之意，如同字面上的意思，它可以有效改善更年期的不適症狀。研究報告顯示使用後有74%的人認爲有效，這可能是針對更年期症狀最有效的中藥處方。如果不知道如何選擇，也許可以嘗試這帖藥方。

加味逍遙散適合體質虛弱和焦慮的對象。此外，針對頭暈、半夜清醒、焦躁、憂鬱等精神症狀和畏寒等現象也可以發揮效果。

「桂枝茯苓丸」主要負責頭痛、熱潮紅和盜汗等症狀，研究報告指出大約可以改善七成。另外有數據顯示針對子宮肌瘤方面，連續服用約12個月，肌瘤的體積會減少兩成。

「當歸芍藥散」以改善頭暈目眩、頭部沉重、肩膀僵硬、腰痛、下半身冰冷等更年期症狀著稱。研究報告指出有65%的人覺得有效。

此外，中藥有時候會結合使用。例如，使用加味逍遙散治療更年期的整體症狀，再搭配其他藥方來改善心情低落的現象。

此外，還有各種中藥有助於調整體質、改善更年期症狀，請依照個人症狀來選擇。

◇中藥的服用方式

荷爾蒙補充療法可以在短時間內見效，然而中藥需要連續服用約8－12週才能感受到效果。基本上中藥必須在餐前或兩餐之間空腹時服用。

◇中藥適用於健康保險

中藥和荷爾蒙補充療法的藥物不同，沒有醫師處方也可以取得。這些藥物在日本當地的中藥行或藥妝店都可以購買，請多加利用。

雖然日本是世界上少數承認中醫療法的國家，然而醫療用的中藥適用於健康保險已經有超過40年的歷史，推薦各位使用健保給付的中藥。由於中藥在某種程度上必須長期服用才能見效，無法持續服用的話意義不大。

有效治療更年期症狀的各種中藥

加味逍遙散

—

適合體質虛弱、容易疲倦、焦慮者。

桂枝茯苓丸

—

減緩頭痛、暈眩、熱潮紅、肩膀僵硬等症狀。

當歸芍藥散

—

適合沒有體力、因為畏寒而容易疲倦者。

桃核承氣湯

—

減輕嚴重盜汗、焦躁、便秘、肩膀僵硬。

抑肝散

—

抑制更年期焦躁和易怒，改善失眠。

甘麥大棗湯

—

穩定心理不安和興奮狀態，放鬆身心。

女神散

—

用於盜汗和頭暈，有助於減緩熱潮紅症狀。

溫清飲

—

促進血液循環，預防皮膚乾燥，緩解手腳發熱。

柴胡加龍骨牡蠣湯

—

緩和精神不安、抑制嚴重的憂鬱感。

加味歸脾湯

—

對於缺乏體力、倦怠感、失眠、氣色不好者有效。

防己黃耆湯

—

改善腫脹者多汗、倦怠感、肥胖等症狀。

補中益氣湯

—

改善倦怠感、食欲不振，預防體力衰退。

適用於健康保險的中藥，長期服用不會有負擔。如果有擔心的症狀想要使用中醫治療，請先向婦產科諮詢。各位可以選擇適合自己的藥物，並且不用擔心高額費用。

以上是針對婦產科主要的更年期障礙治療方式進行說明。雖然荷爾蒙補充療法是治療更年期障礙的重要選項，然而良好的生活方式才是主要前提。

請記得前面提到的均衡飲食、適當運動、調整生活習慣和排解壓力，這些日常生活的累積才是一切基礎。

第 5 章

保護自己
遠離常見疾病

女性癌症和生活習慣病

預防
子宮內膜癌
的對策

50歲以後急增！關鍵在於預防肥胖和早期發現

不要忽視異常出血

子宮內可能發生的癌症有子宮頸癌和子宮內膜癌這兩種，更年期要特別要注意由於女性荷爾蒙紊亂導致的子宮內膜癌。

子宮內膜癌患者在停經前後的50-60歲之間激增，大約有80%的女性於停經後罹病。由於癌症病變的部位在子宮內側的子宮內膜，因此稱作「子宮內膜癌」。

如果女性荷爾蒙的雌激素和黃體素平衡地分泌，即便子宮內膜有細胞異常增生，也可以定期剝落排出，很難形成子宮內膜癌。然而在女性荷爾蒙失調的停經前後期，如果子宮內膜異常增生便會提高子宮內膜癌的風險。

初期的主要症狀為異常出血（停經後出血、經期以外的陰道出血）。隨著病情發展會出現排尿困難和疼痛、性行爲疼痛等症狀。

早期發現子宮內膜癌很重要！

癌症病變的部位	子宮體（子宮內膜）
容易發病的年紀	50-60歲（高峰在50幾歲）
主要原因	女性荷爾蒙
容易罹患此疾病者	停經前後、延遲停經、經期不順、排卵障礙、無懷孕生產經驗者、長期使用雌激素者、肥胖、高血壓、糖尿病、有乳癌或大腸癌家族病史者
症狀	初期有異常出血、排尿困難和疼痛、性行為疼痛、下腹部或腰部疼痛
預防	預防肥胖。防止子宮內膜異常增生。
早期發現	有異常出血者請務必前往婦產科治療。通常會進行超音波檢查和子宮內膜細胞檢測
治療方式	基本上是手術治療。亦有放射線治療、抗癌藥物治療

主要由病毒感染的「子宮頸癌」

子宮頸癌是發生在子宮口的癌症，主要發病年齡在30-40歲。原因是受到具有致癌性的人類乳突病毒（Human Papillomavirus，HPV）所感染。由於病毒是透過性行為傳染，因此性經驗較早或是性伴侶較多的對象風險比較高。

當發現異常出血時請到婦產科檢查，醫師會使用陰道超音波等方式觀察子宮內膜是否有異常增生、確認是否罹患癌症。此外，停經後如果發現分泌物有摻雜血液或膿狀，請同樣前往婦產科檢查。

由於發病主因是女性荷爾蒙失調，**年輕時月經不順的人、雌激素容易分泌過剩的無生產經驗者、在55歲後才停經的女性必須多加注意。**

另外，有排卵問題或多囊性卵巢症候群（polycystic ovary syndrome，卵泡在發育途中停止生長，導致許多小的卵泡滯留在卵巢內）等疾病，也可能是罹病誘因。

另一方面，由於雌激素於脂肪組織生成，因此肥胖也會增加風險。**定期保持適當的體重，特別是停經後的體重管理。**

子宮內膜癌的預防重點是無論停經與否都不能忽視異常出血。請在停經前後每年接受子宮內膜癌檢查，以便早期發現治療。

家族有子宮內膜癌、乳癌、大腸癌等病史者也要注意。此外，研究指出高血壓和糖尿病等生活習慣病與子宮內膜癌有關聯。

由此可見，幾乎多數的子宮內膜癌都和雌激素有關，然而也有停經後數年的熟齡女性子宮內膜發現異常增生的案例。子宮內膜癌通常發現時已經是晚期，治療的效果不好，因此定期檢查才是最好的預防策略。

子宮內膜癌根據發展狀態可以分成4個階段。

第1期是子宮體內出現癌病變；第2期是癌病變部位擴散到子宮頸，但是未達子宮外側；第3期是癌細胞擴散到整個子宮，但是沒有超過骨盆或是子宮淋巴結；第4期是癌細胞擴散到骨盆外，或是向遠處轉移，明顯侵襲到膀胱和腸道黏膜。

基本的治療方式是動手術，原則上除了子宮，會一併切除癌細胞容易轉移的卵巢和輸卵管。第3期以後會將子宮周圍的淋巴結切除。如果轉移到手術無法切除的部位，將使用放射線或抗癌藥物治療。

如果在第1、2期發現治癒效果比較好。

此外，子宮頸癌是發生在子宮口的癌症，主要原因是感染人類乳突病毒（HPV）。病患主要是30-40歲的年輕族群，幾乎沒有自覺性症狀。

預防乳癌的對策

任何人都有可能罹患的常見癌症

千萬不要錯過乳癌檢查和再次自我檢查！

乳癌是發生在乳腺的惡性腫瘤。乳腺包含輸送乳汁的乳腺管和製造乳汁的乳葉，乳癌大多發生在乳腺管，初期幾乎沒有症狀。

隨著癌細胞的生長會出現乳房和腋窩腫塊、乳房腫痛或凹陷、乳頭潰瘍或有分泌物等症狀。

乳癌在女性癌症中最爲普遍，每年有9萬人罹患此疾病。根據數據顯示每10位女性當中大約有1人曾經罹患乳癌，可以說是很常見的癌症。

日本的乳癌罹患率在35歲以後大幅增長，**雖然發病高峰期在45歲以後和65歲以前這兩個時間點，然而也有超過70歲的高齡患者，因此乳癌可以說是女性要畢生注意的癌症。**

由於乳癌會受到女性荷爾蒙的刺激而增生，因此經期長的人風險較高，很早迎來初潮和較晚停經的人需要特別注意。

此外，有許多研究結果支持哺乳與乳癌的關係。無哺乳經驗者的風險高於有哺乳經驗者，並且哺乳期間越長，罹患乳癌的風險越低。

針對乳癌和有無分娩經驗的關係，根據估計目前無分娩經驗者罹患乳癌的風險是有分娩經驗者的2.2倍，並且風險隨著分娩次數增加而降低，生育年齡越早發病風險也越低。然而，近年來有研究報告指出，以荷爾蒙受體進行分類的4種乳癌類型，其中只有1種有上述傾向，其餘的乳癌類型皆與分娩經驗和初生年齡無關。

乳癌和生活習慣也有密切關聯。**無論是在停經前後，飲酒確實會提高罹患乳癌的風險，並且酒精攝取量越高，風險也越大**。不用強調吸菸也會帶來高風險。由於雌激素由脂肪組織生成，因此肥胖也會提高風險。然而，荷爾蒙補充療法所使用的雌激素製劑幾乎可以不用擔心（詳見P170）。

此外，乳癌有5-10%的機率來自遺傳。**如果母親、姊妹、祖母等近親曾經有人罹患乳癌或卵巢癌，比起無家族病史者的風險可能更高。**

統計指出如果早期發現乳癌（第一、二期），治療後的5年存活率達90%以上；第一期的10年存活率幾乎是100%。由於乳癌是早期發現可以透過適當治療而治癒的癌症，請務必每年進行乳癌檢查（觸診、乳房攝影、乳腺超音波檢查），並且藉由每個月的自我檢查來守護健康。

自我檢查的方式如下：於鏡子前舉起雙臂，查看乳房是否變形或凹陷。接著從腋下捧起乳房，確認是否有腫塊或不適。請在洗澡後養成檢查乳房的習慣。

針對乳癌的治療方式，如果是初期的小腫塊，首要選擇是進行乳房保留手術。如果腫塊較大無法進行乳房保留手術，則會進行全乳房切除手術。術後會進行荷爾蒙療法（內分泌療法）、使用抗癌劑的化學療法或抗HER2標靶藥物的治療。

乳癌風險的高低族群

	高風險	低風險
月經	初潮早、停經晚	標準
身高	高	普通、矮
遺傳	有家族病史	無家族病史
分娩經驗	無、高齡產婦	有
哺乳經驗	無	有
體型	肥胖	標準
酒精	喝酒	不喝酒
抽菸習慣	有（包含二手菸）	無
運動習慣	無	適當運動
糖尿病	有	無

參考資料：國立癌症研究中心 - 癌症資訊服務 / 日本乳癌學會《乳癌患者治療手冊．2019 年版》

乳癌和身高、體型、遺傳、有無哺乳經驗和生活習慣等各種因素有關，任何超過 40 歲的女性都有罹患乳癌的風險。

預防卵巢癌的對策

卵巢癌是很少前兆的麻煩癌症，停經後是發病高峰期。

曾經有透過婦產科內診發現的病例

發生在卵巢的惡性腫瘤稱作卵巢癌。

卵巢癌大多發生在40－65歲，高峰期在50多歲，許多患者在停經後發病。日本每年有1萬人罹患卵巢癌，這是很少前兆、難以發現的麻煩癌症。

卵巢癌的發病原因被認為是與排卵時卵巢表面發生的損傷有關，無懷孕或生產經驗等排卵次數較多的人風險更高。

每次的排卵過程會從卵巢將卵子排出，使得卵巢受損。卵巢雖然不斷修復排卵造成的損傷，然而這個過程可能會產生癌症。無懷孕或生產經驗的女性，由於排卵次數較多，屬於高風險者。

如果長期有月經週期異常、沒有月經、嚴重痛經等月經困擾的人，卵巢機能可能出現某些問題，必須要注意。

另外，卵巢癌有大約有10%的機率與遺傳因素有關，如果有卵巢癌或乳癌家族病史的對象也是高風險者。

此外，患有巧克力囊腫（一種子宮內膜增生的子宮內膜異位症）的人，罹患卵巢癌的風險也較高。

卵巢本身是很小的器官，即便發生腫脹，初期也很難察覺。隨著癌細胞生長，下腹部會出現緊繃、壓迫感、疼痛和腫塊等現象。

如果出現「即便不是在飯後也會小腹微凸」、「下腹部有壓迫感想要如廁，卻沒有尿意」、「肚子脹得跟氣球一樣大」、「裙子的尺寸越來越大」、「肚子突然很痛」等情形，請盡快就醫。

早期發現的關鍵還是每年進行一次婦產科健康檢查。雖然卵巢癌是難以早期發現的癌症，然而也有透過內診發現的病例，可以藉由腫瘤的大小、硬度、可移動性、與周圍器官的位置關係等進行判斷。此外，亦可採用超音波檢查或驗血。

由於卵巢位在骨盆深處，無法像子宮般從體外採取細胞做檢驗。許多病例都是癌細胞已經悄悄地增生，發展到某種程度才被發現。

治療卵巢癌的基本方式是手術加抗癌藥物。爲了盡可能地移除癌細胞，會根據癌症階段切除子宮、卵巢、輸卵管和淋巴結等。

抗癌藥物可以有效治療卵巢癌，有6～8成患者的腫瘤縮小。抗癌藥物對於治療晚期卵巢癌也有相當的成效，可以先使用抗癌藥物將癌細胞縮小再進行手術。

順帶一提，有研究報告指出使用低劑量口服避孕藥抑制排卵，可以降低罹患卵巢癌的風險。

另外，卵巢癌的風險與肥胖、飲酒過量和吸菸有關。**平時要注意避免攝取高卡路里和高脂肪的飲食、控制體重、避免飲酒過量、盡量不要吸菸。**

卵巢癌高風險者

50-60幾歲	無懷孕/生產經驗
長期有月經困擾	肥胖
曾經罹患子宮內膜炎	家族有卵巢癌病史

什麼是卵巢囊腫？

在卵巢內形成的腫塊稱為卵巢腫瘤，其中病變成囊狀並且充滿液體則稱為卵巢囊腫。介於20-40多歲的年輕女性較容易發病，大多是良性。然而停經後有可能轉變成惡性腫瘤（癌症），因此每年務必要進行一次婦科檢查。

預防子宮周圍疾病的對策

子宮肌瘤、子宮腺肌症、子宮內膜異位症的治療方式

關鍵在於觀察停經的過程

除了子宮癌，與子宮相關的疾病包含「子宮肌瘤」、「子宮腺肌症」、「子宮內膜異位症」，這三種疾病被稱爲「女性三大良性疾病」。雖然這些疾病因爲不會危及性命而被認爲是「良性」，然而如果伴隨經痛、想吐、腰痛、頭痛、焦躁和腹瀉等症狀，請接受必要的治療。通常上述症狀會隨著停經而消失。

子宮肌瘤和子宮腺肌症是發生在子宮的疾病。

子宮肌瘤是良性腫瘤在子宮內發育和生長的疾病。

子宮腺肌症是原本應該生長在子宮內膜的子宮內膜組織，生長到子宮肌肉層內，導致子宮肌肉層增厚、子宮變大的疾病。

子宮內膜異位症是原本應該在子宮內側的子宮內膜組織，生長到子宮以外的地方。其中發

生在卵巢的異位症稱作「巧克力囊腫」。

◇子宮肌瘤

子宮肌瘤是女性在更年期前後最常見的子宮和卵巢疾病。成年女性每3－4人當中會有1人罹患此疾病，如果包含小的子宮肌瘤，幾乎所有女性都有罹患。

最常發生的是在子宮肌肉層的「子宮肌肉層肌瘤」。此外，生長在子宮內膜的內側黏膜之「子宮黏膜下肌瘤」會出現強烈症狀。生長在外側漿膜的「子宮漿膜下肌瘤」在變大前幾乎沒有症狀。

子宮肌瘤的主要症狀有經血中混雜著血塊、經血量多、經期長、不正常出血、下腹部有腫塊等。隨著經血量增加，可能會出現貧血。**子宮肌瘤的生長與雌激素有關，因此經常較晚停經**。然而，迎來停經後，子宮肌瘤會逐漸縮小。

子宮肌瘤的治療方式基本上是以手術將肌瘤切除。除了有將子宮全部切除的「子宮切除術」、單獨切除腫瘤的「子宮肌瘤切除術」之外，還有阻止血液通過，不切除肌瘤的「子宮動脈栓塞術」等。

如果沒有症狀，並且肌瘤大小約3公分者，每年定期檢查即可；如果肌瘤更大請每半年定期接受檢查。更年期後希望進行荷爾蒙補充療法，不想讓子宮肌瘤變大者，請先與醫師諮詢。

◇子宮腺肌症

子宮腺肌症是類似子宮內膜的組織生長到子宮壁上的子宮肌肉層內側之疾病。主要症狀是經痛和經血過多，最常見於40多歲的女性，大多是有生產經驗者。可能的原因是懷孕時由於子宮變大，子宮肌肉層出現縫隙，導致類似子宮內膜的組織乘虛而入。除了荷爾蒙療法之外，也可以考慮動手術，停經後幾乎不會惡化。

◇子宮內膜異位症

雖然發病高峰期在35歲以前，40歲後要注意生長在卵巢的巧克力囊腫。根據囊腫的大小而異，可能會需要切除卵巢。**由於停經後癌化的風險會提高，因此不同於前面兩種疾病，子宮內膜異位症在停經後也必須接受婦科治療**。子宮內膜異位症的兩大症狀是疼痛和不孕。除了激烈的經痛，還會有腰痛、下腹疼痛、排便疼痛和性行爲疼痛等症狀。如果沒有發炎或沾黏的情形，會使用荷爾蒙療法來減輕疼痛。

子宮和周圍的女性三大良性疾病

子宮腺肌症

子宮內膜組織長到子宮肌肉層內側的疾病。大多發生在 40 多歲的經產婦。症狀有經痛、經血量多等。

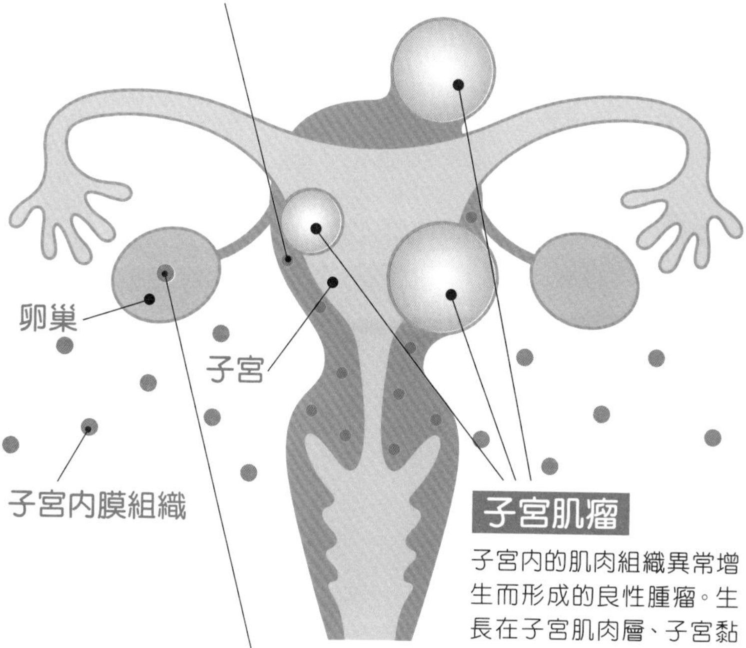

子宮肌瘤

子宮內的肌肉組織異常增生而形成的良性腫瘤。生長在子宮肌肉層、子宮黏膜和子宮外側的子宮漿膜。

子宮內膜異位症

子宮內膜組織長到卵巢或腹膜等子宮內側外的疾病。帶有強烈疼痛，是不孕的原因之一。其中生長在卵巢內的稱作巧克力囊腫。

預防
生活習慣病①

預防糖尿病，保持全身血管健康

藉由飲食和運動良好控制血糖

糖尿病是血液中葡萄糖濃度（血糖值）過高的疾病。

當餐後由腸道吸收的葡萄糖進入血液後，胰臟會立即分泌胰島素，使血液中的葡萄糖順利被細胞吸收，作爲能量來源使用。糖尿病是由於胰島素分泌不足或無效，導致血液中的葡萄糖無法被細胞吸收的疾病。

健康的人即便血糖值在飯後偏高，透過胰島素作用讓葡萄糖順利進入細胞，血糖值便會下降。

然而罹患糖尿病時，無論胰臟分泌再多的胰島素也無法發揮作用，血液中的葡萄糖由於無法被細胞吸收而增加，導致經常處於高血糖值的狀態。

葡萄糖如果進入細胞被當作能量使用則沒有問題，然而滯留在血液中會損害血管，引發動脈硬化。

如果影響到大腦和心臟的血管會引起腦中風或心肌梗塞等嚴重疾病。糖尿病若沒有控制好會導致糖尿病視網膜病變、腎臟病變和神經病變等嚴重併發症。

雖然雌激素有使血糖下降，幫助胰島素作用的功能，**更年期時由於雌激素分泌量減少，胰島素功能衰退、血糖值難以降低，因此容易引起糖尿病**。

此外，停經後內臟脂肪容易堆積是形成糖尿病的原因之一。

糖尿病初期幾乎沒有症狀，等到出現全身倦怠、疲憊，手腳麻痺、冰冷、腫脹、皮膚搔癢、乾燥、視力模糊、頻尿或尿液殘留等症狀，通常已經發展至某種程度，因此預防糖尿病是關鍵。首先請每年進行一次健康檢查確認血糖值。

日本的特定健康檢查（針對公費醫療保險對象實施健康檢查）將空腹血糖高於100mg/dL，或是HbA1c（糖化血紅素，血液中的糖化血紅素比例）超過5.6%制定為高血糖的基準。如果懷疑自己罹患糖尿病，請到內科接受檢查。

避免過量攝取醣類、睡前飲食、攝取導致血糖急遽上升的食物，積極攝取食物纖維和培養運動習慣可以預防糖尿病。

預防
生活習慣病②

預防血脂異常，避免罹患動脈硬化

維持正常的低密度脂蛋白數值

血脂異常是進入更年期容易罹患的生活習慣病，根據空腹時的低密度脂蛋白（壞膽固醇，LDL）、高密度脂蛋白（好膽固醇，HDL）和中性脂肪的數值來診斷。

發生血脂異常時，血液中的總膽固醇、低密度脂蛋白和中性脂肪數值會增加，高密度脂蛋白的數值則會減少。

由於膽固醇是雌激素的原料，製造雌激素的期間會用到膽固醇，因此可以使其維持在低水平。然而更年期後膽固醇的庫存增加，總膽固醇的數值便會上升。

當血管內流動的血液含有過多膽固醇時，多餘的膽固醇會附著在血管內側，導致血管硬化形成「動脈硬化」。

由於動脈硬化與腦梗塞、腦出血、狹心症和心肌梗塞等危及性命的重大疾病有直接關係，因此預防血脂異常十分重要。

過去當總膽固醇的數值超過一定範圍，會被判定爲血脂異常進行治療。實際上當低密度脂蛋白的數值過高時，有很高的風險會因血管受損而導致動脈硬化。

此外，中性脂肪（三酸甘油酯）的數值也很重要。形成動脈硬化的關鍵是進入血管壁的膽固醇，中性脂肪雖然不會直接附著於血管壁，卻會對血管造成損害，因此經常有低密度脂蛋白和中性脂肪兩者數值皆高的患者。血脂異常的診斷基準爲低密度脂蛋白超過140mg／dL、高密度脂蛋白低於40mg／dL、中性脂肪超過150mg／dL，符合任何上述條件即可。建議每年進行健康檢查確實掌握這些數值，如果懷疑出現血脂異常，請先前往內科就診。

由於脂肪堆積在腹部的內臟脂肪型肥胖也是導致中性脂肪升高的原因，**平時應避免過量攝取醣類、酒精、動物性脂肪和高膽固醇食品，充分攝取食物纖維和維持標準體重，才是預防之道。**

預防
生活習慣病③

高血壓患者從50歲開始激增，經常伴隨頭痛和暈眩

立即培養減少鹽份攝取的習慣

血壓是血液流經動脈時施加於血管內壁的壓力，高血壓是指休息狀態的血壓持續高於正常值。當收縮壓超過140mmHg、舒張壓超過90mmHg即可診斷爲高血壓。

發生在更年期的高血壓稱作更年期高血壓。女性在40多歲患有高血壓的比例是9.5%，到了50多歲則激增至33.8%。這是由於隨著雌激素減少，控制血壓的自律神經失調而導致的血壓不穩定。

此外，雌激素雖然可以使血管保持彈性和擴張、降低血管內的壓力，然而雌激素減少後，血管的彈性降低進而引起高血壓。

高血壓具有遺傳性，如果有高血壓家族病史者、或是懷孕時曾經罹患妊娠型高血壓者，更年期罹患的高血壓可能不是暫時性的。一旦演變成慢性高血壓會造成動脈硬化，引起腦中風或心肌梗塞等疾病，因此早期預防很重要。

更年期高血壓經常伴隨著頭暈、心悸、頭痛和焦慮等症狀。建議先前往婦產科與更年期症狀一起進行治療。高血壓的成因被認爲與長期生活習慣有密切關聯，包含飲食中攝取過多鹽份、飲酒過量、肥胖和運動不足等。特別是食鹽中的鈉成份會增加血管內的水分，因此鈉含量過高會使血壓上升。首先要儘量減少鹽份攝取，將每日攝取量控制在6g左右，讓味覺習慣清淡的飲食。

更年期高血壓的階段如果可以使血壓維持正常，待更年期結束後，血壓的波動也有可能會趨緩。

建議可以購買血壓計，在家中培養測量和記錄血壓的習慣。

專欄
4

減輕性交疼痛、恢復潤滑的陰道栓劑

陰道內壁也是透過雌激素來保持潤澤。停經後陰道內壁容易變得乾燥，出現陰道乾燥（Vaginal dryness）的現象。這是由於雌激素分泌減少，導致以其維生的一種乳酸菌——杜氏桿菌（Döderlein's bacillus）消失，使得原本的陰道菌群失去平衡。此外，膠原蛋白的流失也讓陰道失去彈性。這種情形可以使用雌激素的陰道栓劑（詳見P156）來補充雌激素，使陰道黏膜恢復潤澤。如此不僅可以減輕性行為疼痛，還能有效預防停經後的萎縮性陰道炎或外陰炎等疾病。陰道恢復潤澤後，可以促進陰道前後的尿道和肛門的保濕能力，進而提升免疫力。

第 6 章

改變人生！停經後的準備方式

後更年期的生活技巧

停經前後的身體變化

從受到雌激素保護的時期邁入新階段

女性在50歲時身體和潛在疾病都會有所改變

更年期是指卵巢機能停止作用、停經前後的10年間。如同先前所述，更年期症狀在停經的前後2年，總計3～4年的時間最爲強烈。

這是因爲身體逐漸習慣卵巢分泌較少雌激素的狀態。換言之，更年期可以說是讓身體適應最終生活完全沒有雌激素的準備期。

卵巢功能在停經前的過渡期會開始衰退，大腦中參與荷爾蒙分泌、控制下視丘的自律神經失去平衡，因而產生各種不適。另一方面，**停經後雖然可以擺脫雌激素量急遽減少帶來的不穩定，然而雌激素不足也會產生許多困擾**。

簡單來說，女性的身體在40歲前會受到雌激素的保護，接近停經時骨質和肌肉會大幅流失，容易罹患動脈硬化、高血壓、血脂異常和糖尿病等生活習慣病。

由於骨質密度也急遽下降，全身的骨骼變得脆弱，稍有不慎便容易發生骨折。因此罹患骨質疏鬆症的高風險也是停經後的特徵。

此外，全身肌力也跟著衰退，產生駝背等不良姿勢。另外關節硬化讓越來越多人有膝蓋或腰部慢性疼痛等困擾。

一個國際醫學會於2014年提出「更年期生殖泌尿症候群」（Genitourinary syndrome of menopause，GSM）的新觀念，**意指從停經前後開始，大多數的女性會出現生殖泌尿系統的問題**。雖然日本女性目前的平均壽命爲87.45歲，根據統計預期未來的平均壽命將延長至91.3歲。

50歲以後由於不再受到女性荷爾蒙影響，可以說是將自己日積月累的努力直接反映在自身健康的時期。

爲了在生命結束前可以照顧好自己、使人生更加充實，讓我們開始爲停經後的積極樂觀生活而努力吧！

下半身的煩惱

停經後激增的「更年期生殖泌尿症候群」

尿失禁、骨盆器官脫垂、性交疼痛是三大煩惱

停經前後出現尿失禁、陰道萎縮、陰道乾燥引起的性行爲疼痛、子宮脫垂等下半身困擾的女性增加。然而，實際上有多數女性仍然因爲覺得尷尬而選擇獨自煩惱，並未前往醫院接受治療。

從前將這些停經前後大幅增加的困擾統稱爲「老年性陰道炎」，並且被認爲是「老化的必然現象」。如今以「更年期生殖泌尿症候群」（GSM）的全新概念作爲總稱，婦產科和泌尿科也可以對此進行診療。

更年期生殖泌尿症候群是由於雌激素減少導致肌肉和皮下組織衰退、因為難產或多產等過程造成的骨盆底受損或是遺傳體質有關。

骨盆底位在身體軀幹最下方，由肌肉、韌帶、皮下組織和神經等構成，是從下方支撐多種

注意默默發展的骨盆器官脫垂

正常的女性骨盆底

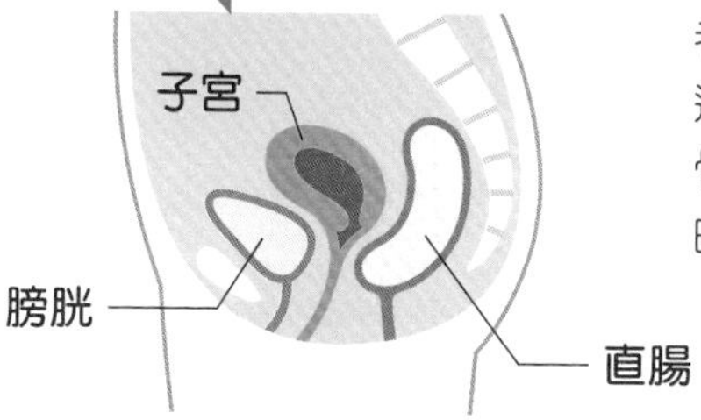

年輕時的膀胱、子宮和直腸會由骨盆底肌良好地支撐。分娩、衰老、肥胖和慢性便秘等對骨盆底造成負擔的原因都有可能導致骨盆器官脫垂。不過通常可以藉由調整生活習慣獲得改善。

膀胱脫垂

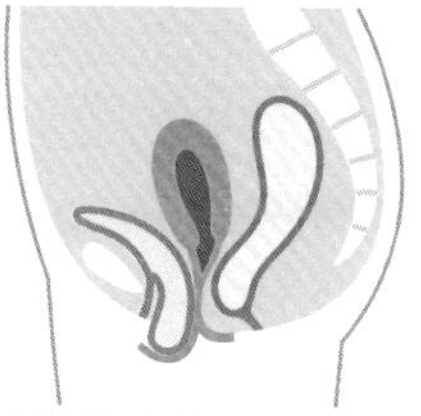

膀胱從陰道壁突出，導致殘尿感和膀胱炎。

直腸脫垂

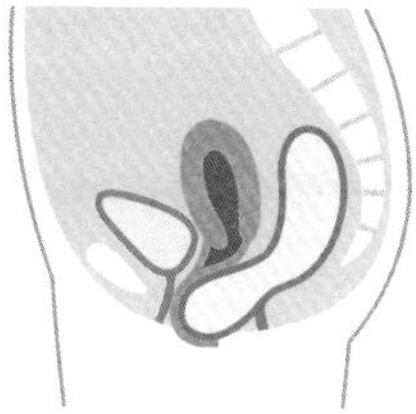

直腸從肛門外突出，主要原因是排便過度用力。

子宮脫垂

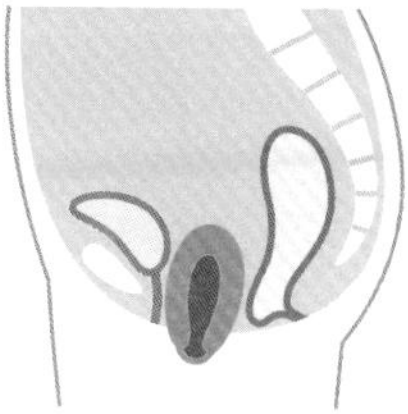

子宮從陰道突出，當腹部壓力增加時容易發生。

陰道穹隆脫垂

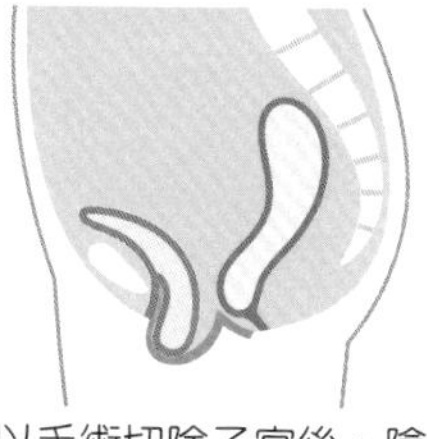

以手術切除子宮後，陰道最深處內壁呈現下墜的狀態。

小腸脫垂

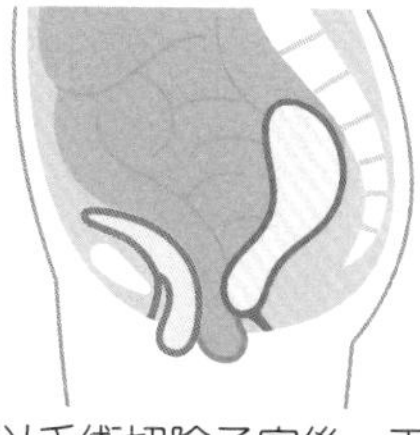

以手術切除子宮後，下方的小腸從陰道突出。

器官的部位總稱。骨盆底肌（詳見第3章）是與骨盆底部重疊的肌肉群總稱，正式名稱爲「骨盆底肌群」。

年輕時雌激素會幫助維持肌肉量，然而雌激素減少導致支撐著器官的骨盆底萎縮鬆弛。此外，除了過去長時間分娩或頻繁生產、排便過度用力、因肥胖導致內臟脂肪增加等原因也被認爲會造成骨盆底肌鬆弛。

骨盆內的器官從前面開始依序是膀胱、子宮和直腸，通常由骨盆底肌從下方提供支撐，保護其免於掉落。

當支撐著骨盆下方器官的骨盆底超過負荷，或是因損傷而產生鬆動，便會導致原本位於骨盆內的器官從陰道口突出，這個現象稱作「骨盆器官脫垂」。

依照發生頻率來排列，依序爲膀胱脫垂、直腸脫垂和子宮脫垂，同時發生多個器官脫垂的病例也不少。**如果出現打噴嚏會漏尿、做伸展等動作對腹部施壓或是坐下時感覺椅子表面有異物等情形，有可能是骨盆底衰退所造成**。

傍晚時感受到兩腿間有強烈不適和異物感也是特徵之一。

請利用次頁的檢查表來確認骨盆底的鬆弛程度吧！

骨盆底的鬆弛程度檢查表

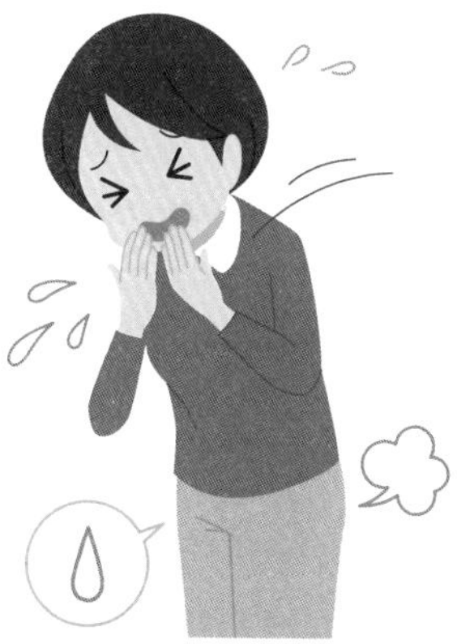

□ 打噴嚏時會稍微漏尿或放屁

□ 運動或伸展時，感覺有空氣從陰道排出

□ 某個瞬間有聽過陰道排氣的聲音

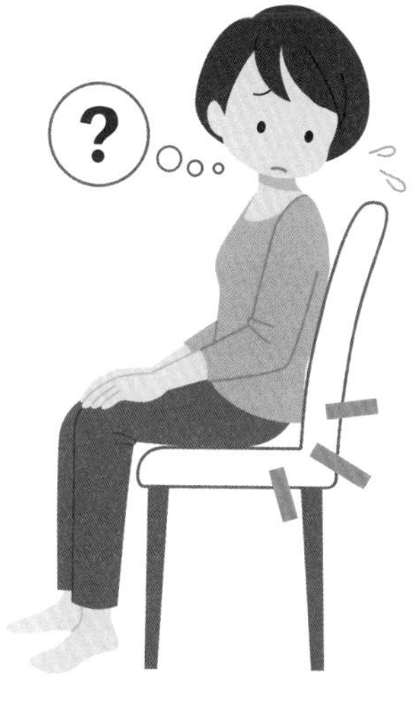

□ 盆浴後曾經有水從陰道流出的情形

□ 坐在椅子上，好像有什麼碰到椅子表面的奇怪感覺

□ 接觸到腳踏車座椅會有疼痛或不適感

□ 傍晚時感覺兩腿間有異物

出現上述任何一種情形即有可能是骨盆底鬆弛。

泌尿困擾

如何治療嚴重影響行動的尿失禁和頻尿

藉由改變生活習慣和身體的使用方式來照顧骨盆底肌

泌尿困擾是中高齡者常見的問題，調查數據顯示超過40歲的女性有44％的比例曾經有漏尿經驗。如果有尿失禁或頻尿困擾，除了會擔心需要上廁所而難以外出、隨身必備防漏尿墊，還會因爲晚上多次醒來如廁而失眠，導致生活品質明顯下滑。

這些泌尿困擾也有可能是骨盆底肌鬆弛的影響。

尿失禁根據原因可以大致區分爲「應力性尿失禁」和「急迫性尿失禁」。

通常當膀胱的尿液累積至一定程度時，大腦會下令使膀胱收縮、排出尿液。此時位於骨盆底部、通常使尿道口緊閉的括約肌會放鬆，使大量尿液從尿道口排出體外。

「應力性尿失禁」是指尿道口衰退的情形。當咳嗽、打噴嚏、跳躍等腹部用力時，尿道口會打開出現漏尿的類型。

另一方面，「急迫性尿失禁」是指膀胱內沒有尿液累積，突然間有強烈尿意而來不及去廁所導致漏尿的情形。

這是由於膀胱過度收縮而形成膀胱過動症，通常伴隨著頻尿症狀，主要原因除了骨盆底肌鬆弛之外，個人的體型、疾病史、生活背景等諸多因素都會影響。

更年期後最常見到這兩種類型混合的病患。**除了藉由第3章的瑜伽來鍛鍊骨盆底肌，還要維持適當體重，避免使體重大幅增減的生活方式；並且要改善便祕，避免排便時過度用力；注意不要一口氣拿起重物**。此外，日常生活中要有意識地使用身體，避免增加骨盆底負擔也很重要。

舉例來說，如果站立時要撿起地板上的物品，請先彎曲膝蓋和臀部，使身體蹲下。直接彎腰會增加腹部壓力，需要特別注意。

排便時，如果坐在馬桶座上向後仰會增加腹部壓力，導致骨盆底損傷。如果坐在馬桶座上，將上半身前傾、兩手置於膝蓋上緩慢地呼吸，即可放鬆與排便相關的骨盆底肌進而順利排便。

更年期生殖泌尿症候群的治療方式

採取溫和措施，避免置之不理

至關重要的下半身自我照護

雖然陰道相關症狀是由婦產科處理，骨盆底相關的泌尿問題則是由泌尿科治療，然而近年來由於跨科別醫療的進步和發展，出現「女性泌尿科」這個專門治療女性相關症狀的科別。因此如果有相關困擾，請先向熟悉的醫師諮詢。

女性泌尿科主要針對女性的骨盆器官脫垂和應力性尿失禁進行治療。尿失禁會根據漏尿量、漏尿頻率、困擾程度來評估治療方式。依照對應的階段，有多種治療方式可供選擇。

通常針對尿失禁或頻尿症狀會使用膀胱過動症的藥物治療，或是由專業的物理治療師進行骨盆底肌訓練。

藥物治療會針對抑制膀胱異常收縮、促使膀胱擴張來開立處方。另外還有無張力陰道吊帶（TVT／TVT-O）手術等治療方式。

此外，治療性行為疼痛的方式有滋潤陰道周圍的保濕／潤滑凝膠、補充雌激素的陰道栓劑或口服藥等。另一方面，針對陰道乾燥或萎縮，雖然是自費項目，有部分醫療機構可以利用二氧化碳雷射照射陰道表面和外陰部，使陰道再次潤澤和緊實。

除了考慮上述的治療方式之外，停經後請定期照顧好自己的下半身。**洗完澡後，如果可以養成以手指確認陰道周圍是否變得乾燥或萎縮的習慣，便可以儘早發現異常狀況**。此外，做好陰道周圍的保濕可以有望改善陰道乾燥或萎縮。

請務必經常以觸診方式檢查自己的身體狀態，守護自身健康！

保持健康
最簡單的方法

每天以八千步為目標，利用零碎時間積極健走

利用零碎時間健走也可以！熟齡開始的最佳健走方式

這裡想要特別強調，更年期以後維持身體健康的重要方式就是運動。

透過培養運動習慣，可以顯著地延長健康預期壽命。

健康預期壽命意指個人在不需要日常看護的情況下可以獨立生活的年數。日本女性的健康預期壽命大約是74歲，與平均預期壽命相差10年以上。

健康預期壽命縮短的原因大多是肌肉、骨骼和關節產生問題，所以透過運動來鍛鍊骨骼、關節和肌肉十分重要。

除了瑜珈（詳見第3章）之外，結合健走、游泳、跳繩和慢跑等有氧運動，或是搭配深蹲等肌肉訓練都很有幫助。

其中，健走是簡單和容易持續執行的項目，然而如何達到健康效果有下列幾個重點。

根據研究證據顯示，未滿65歲者每天的目標爲八千步；65歲以上者的目標則是七千步。每天平均步數達到七到八千步左右即可。如果有「無法健走」的日子也沒關係，嘗試將每週目標設定在總共五到六萬步。

此外，健走時可以在能力許可的範圍內快步行走。

作爲指導方針，建議是稍微輕喘、走路時可以聊天的程度。理想的情況是每10分鐘走一千步左右。

另外，如果無法長時間連續健走，利用零碎時間累積步數也沒問題。有研究結果顯示，進行三次的10分鐘健走和連續健走30分鐘的健康效果相同。請利用工作和家事之餘的零碎時間，儘量多活動身體累積健走步數。可以使用樓梯代替手扶梯、提前一站下車步行至目的地等，根據個人的生活型態來提高活動量。透過持續運動可以保持正常的血糖值、預防和改善肥胖、增加高密度脂蛋白，並且預防生活習慣病。

讓我們透過改善飲食、睡眠和運動等生活習慣，結合荷爾蒙補充療法進行治療，使50-80歲的三十年期間過得充實，爲將來的人生做好準備！

結語

身爲一名婦產科醫師、運動醫學醫師以及在企業服務的職業醫師，在與許多女性接觸和交流後，我感受到正是「**女性的忍耐在折磨自己，而她們自己卻沒有意識到這一點**」。

當我們感到不舒服時，經常傾向於忍耐下來。心想「應該最終會好轉吧」、「應該不是只有我不舒服」、「沒有發燒，所以不方便向公司請假」等，眞的有很多人會不合理地忍耐，最後耽誤了治療時機導致病情惡化。

實際上，更年期的不適症狀難以獲得周遭人的理解是目前的殘酷現狀。

以男性爲主的職場，雖然也有女性，但通常是介於20-30歲，或是45歲前尚未進入更年期的年紀，非當事人也很難理解更年期帶來的不適。

然而，如今女性在社會或家庭中也承擔著工作、育兒、照顧雙親等責任，這些身兼多種角色和職責的女性逐漸發現「不過度忍耐和委屈自己」未來的人生才能過得更好。**即便因為身體不舒服感到煩惱，也不能置之不理**。女性應該確實研究有用的資訊，**如果有實用的對策就應該積極嘗試，勇敢明智地擷取其益處**。

停經後是不會受到女性荷爾蒙波動影響的平靜與穩定時期。人生是互相牽連的，如今累積的良好生活習慣將影響自己20-30年後的人生。**每天吃的食物、身體的活動方式、睡眠習慣等，現在做的一切都會決定將來的自己**。不需要每天都做到最好，試著從能力範圍開始吧！

身爲女性婦產科醫師讓我感到慶幸的是可以親自嘗試各種治療方法，並且感受到其中的變化與差異。本書收錄的內容都是我親自嘗試過，並且認爲有效的專業知識，希望可以分享給各位讀者。

本書如果可以幫助女性積極地展現自我，活出自己期待的人生，照亮各位的人生道路，這將會是我的榮幸。

高尾美穗

從40歲開始準備的更年期教科書

「東京人氣婦產科醫師」教你從飲食、睡眠、瑜伽運動，到中西醫荷爾蒙補充療法，全方位自我照護，告別停經不適、肥胖、骨鬆、三高、女性癌症、自律神經失調的人生大轉換路線圖

いちばん親切な更年期の教科書 閉経完全マニュアル

作　　者／高尾美穗（Takao Miho）
譯　　者／陳維玉
責任編輯／趙芷渟
封面設計／林家琪

發 行 人／許彩雪
總 編 輯／林志恒
行銷企畫／林威志
出 版 者／常常生活文創股份有限公司
地　　址／106 台北市大安區信義路二段 130 號

讀者服務專線 / (02) 2325-2332
讀者服務傳真 / (02) 2325-2252
讀者服務信箱 / goodfood@taster.com.tw

法律顧問／浩宇法律事務所
總 經 銷／大和圖書有限公司
電　　話／ (02) 8990-2588（代表號）
傳　　真／ (02) 2290-1628

製版印刷／龍岡數位文化股份有限公司
初版一刷／ 2022 年 10 月
定　　價／新台幣 399 元
ISBN ／ 978-626-96006-4-9

FB ｜常常好食　網站｜食醫行市集　填回函 贈好禮

國家圖書館出版品預行編目 (CIP) 資料

從40歲開始準備的更年期教科書：「東京人氣婦產科醫師」教你從飲食、睡眠、瑜伽運動，到中西醫荷爾蒙補充療法，全方位自我照護，告別停經不適、肥胖、骨鬆、三高、女性癌症、自律神經失調的人生大轉換路線圖/高尾美穗作；陳維玉譯. -- 初版. -- 臺北市：常常生活文創股份有限公司，2022.10
　面；　公分
ISBN 978-626-96006-4-9（平裝）
1.CST：更年期 2.CST：婦女健康
417.1　　111016721

原書工作人員：
カバーデザイン／小口翔平＋奈良岡菜摘(tobufune)
カバー・本文イラスト(P.12～19・第3章)／平松 慶
本文デザイン・作図／平田治久(NOVO)
本文イラスト／湯沢知子
撮影／岡田ナツ子
編集協力／有留もと子　二平絵美
編集／三宅礼子
校正／株式会社円水社